[판권]

1판 발행일 ｜ 2024년 1월 11일
지은이 ｜ 김형창
편집인 ｜ 조명숙
펴낸곳 ｜ 도서출판 브라이튼
주　소 ｜ 경기도 고양시 일중로 15번길 128 유진스웰
출판등록 ｜ 제2023-000017호
이메일 ｜ artmuseu2@gmail.com

ISBN ｜ 979-11-982890-0-1(93510)
값 ｜ 18,000원

저작권자 ⓒ 김형창, 김상연, 김우성
　출간도서『대마가 곧 혁명이다.』는 김형창외 2인의 승인받아 사용하며, 이 책의 판형디자인은 브라이튼 출판사에 귀속되어 저작권법에 의해 보호받는 저작물이므로 무단 전재와 복제를 금합니다.

대마의 효능이 곧 혁명이다.

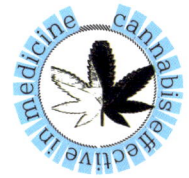

한의학박사 김형창 지음

추천사

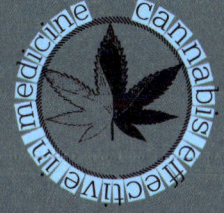

존경하는 독자 여러분,

아시아태평양칸나비스학회장

서울성모병원 비뇨의학과

김세웅교수

"대마는 곧 혁명이다"를 통해 여러분께 대마의 진정한 가치와 잠재력을 소개합니다. 이 책은 대마, 특히 그것의 주요 성분인 CBD에 대한 깊이 있는 연구와 분석을 바탕으로, 대마가 가진 의학적, 산업적 이용 가능성을 탐구합니다. 오랜 기간 동안 오해와 논란의 대상이었던 대마가 어떻게 의학과 산업에서 혁신적인 재료로 변모할 수 있는지를 밝히고자 합니다.

본 문헌에서는 대마가 인체에 미치는 긍정적인 영향을 과학적으로 조명하며, 대마의 의료적 가치를 심층적으로 탐구합니다. 대마의 성분들이 어떻게 다양한 질병의 치료에 기여할 수 있는지, 그리고 화장품 및 기타 산업에서 어떻게 활용될 수 있는지에 대한 구체적인 사례와 연구 결과를 제시합니다.

또한, 본 서적은 대마를 둘러싼 법적, 사회적 환경과 그 변화에 대해서도 논의하며, 대마 산업의 미래 전망에 대해 탐색합니다.

본 책은 대마에 대한 부정적인 시각을 전환하고, 대마의 다양한 의료적 및 산업적 활용 가능성을 널리 알리는 데 중점을 두고 있습니다. 대마가 인간의 삶을 어떻게 향상시킬 수 있는지, 그리고 사회에 어떤 긍정적인 변화를 가져올 수 있는지에 대한 심도 있는 이해를 제공합니다.

이 책을 통해 독자 여러분이 대마에 대한 새로운 시각을 갖게 되길 바라며, 대마의 과학적 연구와 산업적 활용에 대한 관심과 지지가 커지기를 희망합니다.

대마의 혁신적인 잠재력이 우리 사회와 산업에 긍정적인 변화를 가져오는 데 기여하길 바랍니다.

　진심으로 감사드립니다.

우리가 대마를 바라봐야 하는 자세

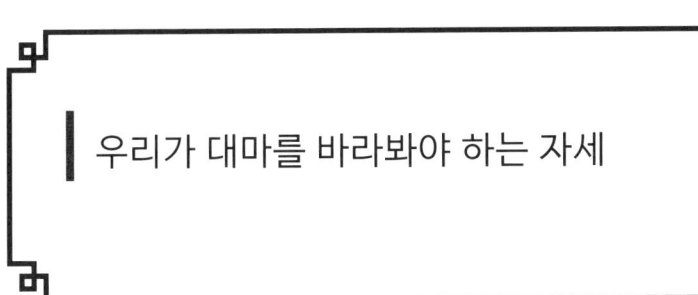

원광대학교 한의과 대학

명예교수 정우열

대마, 신의 축복인가? 악마의 풀인가?

새해 어느날 제자 김형창 원장(김포 감초당 한의원)이 찾아왔다.

김원장은 한의과대학을 졸업한 뒤 한의사로서 줄곧 김포에서만 40년 이상을 환자만을 돌봐온 임상대가다.

현재 딸과 함께 부녀가 한의원을 운영하면서 김포 장애인복지관에서 장애인들을 위해 많은 의료봉사도 하고 있다.

오랜만에 찾아온 반가운 제자였다.

이날 김원장에게 원고를 하나 전달받았는데, 내가 바라던 매우 희망적인 메세지가 담겨있어 감동하지 않을수 없었다.

이 책을 출판하는 제자에게 찬사를 보내며 우리나라의 의료계에 크나큰 영향을 주리라고 생각해본다.

목차를 보니 프롤로그, Intro, 본문으로 구성되어 있다.

프롤로그에서 저자는 임상을 통해 대마에 대한 많은 호기심을 가졌으나 우리나라에선 법적으로 마약으로 규정돼 사용이 금지되어 있어 호기심을 발현 할 수 없었다 했다.

허나, 현재 세계 여러나라에서는 대마를 합법화하고 그 산업을 확장하고 있다.

따라서 이제는 우리나라에서도 그 시선을 바꾸어야 할 때라 하며 책을 쓰게된 동기를 밝혔다.

3장에서는 대마는 정말 위험한가?로 나누었고, 각장 마다 소제목을 넣어 상세히 기술하였다.

마지막 4장에서는 대마의 치료사례와 Q&A로 저자의 임상례를 상술했다.

이처럼 이 책은 대마의 객관적인 효능과 인체에 미치는 영향, 그리고 주 성분인 CBD에 대한 깊이 있는 연구를 하여 자세하게 기술하였다

　이 책은 누구보다 질병의 고통 속에서 자신과 가정이 무너져 어려움을 겪고있는 환자들에게 큰 희망을 줄 수 있을 것이라고 생각해본다.

　허나, 현재 우리나라에서는 이 대마가 마약으로 규정되어 있어 일반인은 물론 특정 의료인외 일부 산업용만 허용중이다.

　이책을 읽고보니 언제까지 대마가 가지고 있는 의료적 산업적 혜택을 포기하여야 할 것인가? 하는 생각이 들었다.

　따라서 이책은 고통을 받는 환사는 물론 전문 의료인, 의료법 제정 관련자에게도 참고가 될 수 있을 것이라 생각되어 일독을 권하며 추천 하는 바이다.

　아울러 저자의 노고에 감사하며 더욱더 깊은 연구가 있기를 바래본다.

한의사로 40년, 자리매김 가운데…

전정표한의원 원장

1988년 허준의학상 입선

2000년 경상대학교 생물학과 이학석사

2003년 경상대학교 생물학과 이학박사

2012년 양진한치 임상탐색 출간

한의사 김형창

이제 한의사로 자리메김한지 40년 동안

한번도 변함이 없다

단 하루로 허투루 넘어가지 않으신다

365일 환자를 본지 40년이다. 누가 감히 따라갈까?

내가 김형창 형님을 본지는 46년전 한의대 입학 때부터 흔들리는 내 마음을 다져주신 분이다.

소아마비로 인해 한의대입학이 불투명한 가운데에서도 절대 뒷걸음을 치는 법 없이 강한 의지로 모든 것을 이루어내셨다.

그렇게 당당하시다.

살아오신 삶을 옆에서 지켜보면서 무엇보다 존경스러운 부분은 환자를 살리는 한의사의 길에서 늘 변함없는 도전과 실천을 몸소 실천하시는 점이다.

"자연에 존재하는 한약의 가장 큰 장점은 안정성이다."

신약 즉, 인공화학물이 살아있는 유기체에 주는 스트레스가 클수록 유전자형에 더 많은 압박을 가할 것이고, 해가 지날수록 양을 늘려야 효과를 나타내고 결국 생태계의 항상성을 제한해 살아있는 유기체에 주는 생명에 아주 심각한 위협을 가하고 있다.

인공화합물은 자연에 존재하지도 않고, 썩지도 않고, 결국은 자연에 그대로 축적되어 생태계에 악영향을 끼칠 수 밖에 없지만 한의학의 자연에서 찾아낸 식물의 효능은 그렇지않다.

이러한 한의사박사 김형창 원장의 새로운 시도...

 자연 그대로의 대마 활용이 앞으로 한의학계에 어떤 플러스를 가져올지 감히 기대하는 바이다.

 몸의 입장에서 보면 약은 질서를 교란하는 침입자일 뿐이고, 또 그 약이란 독으로 제압하는 것이므로 최소량으로, 가능한 자연치유에 맡기는 올바른 시도에 내겐 당당한 버팀목이 되는 김형창 원장님의 선도적인 길에 아낌없는 찬사를 보낸다.

15

[목차]

▎추천사

존경하는 독자 여러분 /6
우리가 대마를 바라봐야 하는 자세 /8
한의사로 40년, 자리매김 가운데... /12

▎프롤로그 _ 대마의 효능

대마의 효능,
생명의 풀인가?   저주의 풀인가?
신이 인간에게 준 최고의 선물이다. /24

▎Intro:
꼭 알아야 할 대마의 의료적 효과

01. 대마의 CBD성분 /30
02. 의학적으로 입증된 9가지 질병에 대한 효능과 의료적 의미 /34

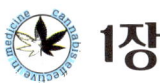 # 1장

100세를 건강하게 살 수 있다.

03. 소가 설사하면? /54
04. 좋은 건 환자에게 /59
05. 대마의 유용함은 끝이 없더라(5만가지 일을 하는 대마) /62
06. 대마의 합법화는 초를 다투는 그린오션이다. /67
07. 풀어주는 만큼 촘촘한 제도를 마련하면 문제없다고 생각한다. /72
08. 건강한 100세, 고령화를 넘어 초고령화시대 노화는 질병이다. /79

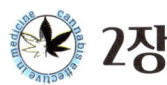 # 2장

대마의 기초와 의료적 의미 제대로 알기

09. 역사 속 대마와 인류 /86
10. 조금 더 알아보자, 대마의 성분 /94
11. 동의보감에서 대마의 효능 /101
12. 의학에서는 대마를 어떻게 응용하나? /107
13. 내인성 카나비노이드 시스템을 알면 대마의 오해가 풀린다. /119
14. 대마는 식물이다. /129

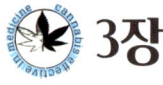 # 3장

대마는 정말 위험한가?

15. 대마는 왜 불법화가 되었나? /144
16. 대마 사용과 관련된 위험성은 무엇인가? /150
17. 대마가 정신건강에 끼치는 영향 /155
18. 위험하지 않은 대마사용법 /159
19. 담배나 술보다 해롭지 않다? /163
20. 나라별 대마 사용사례 /170

Extra.
의료용 대마에 대한 모든 것, Q&A

의료용 대마에 대한 모든 것, Q&A /188
에필로그:
모든 걸 걷어내고 본질 그 자체에 집중하길... /196

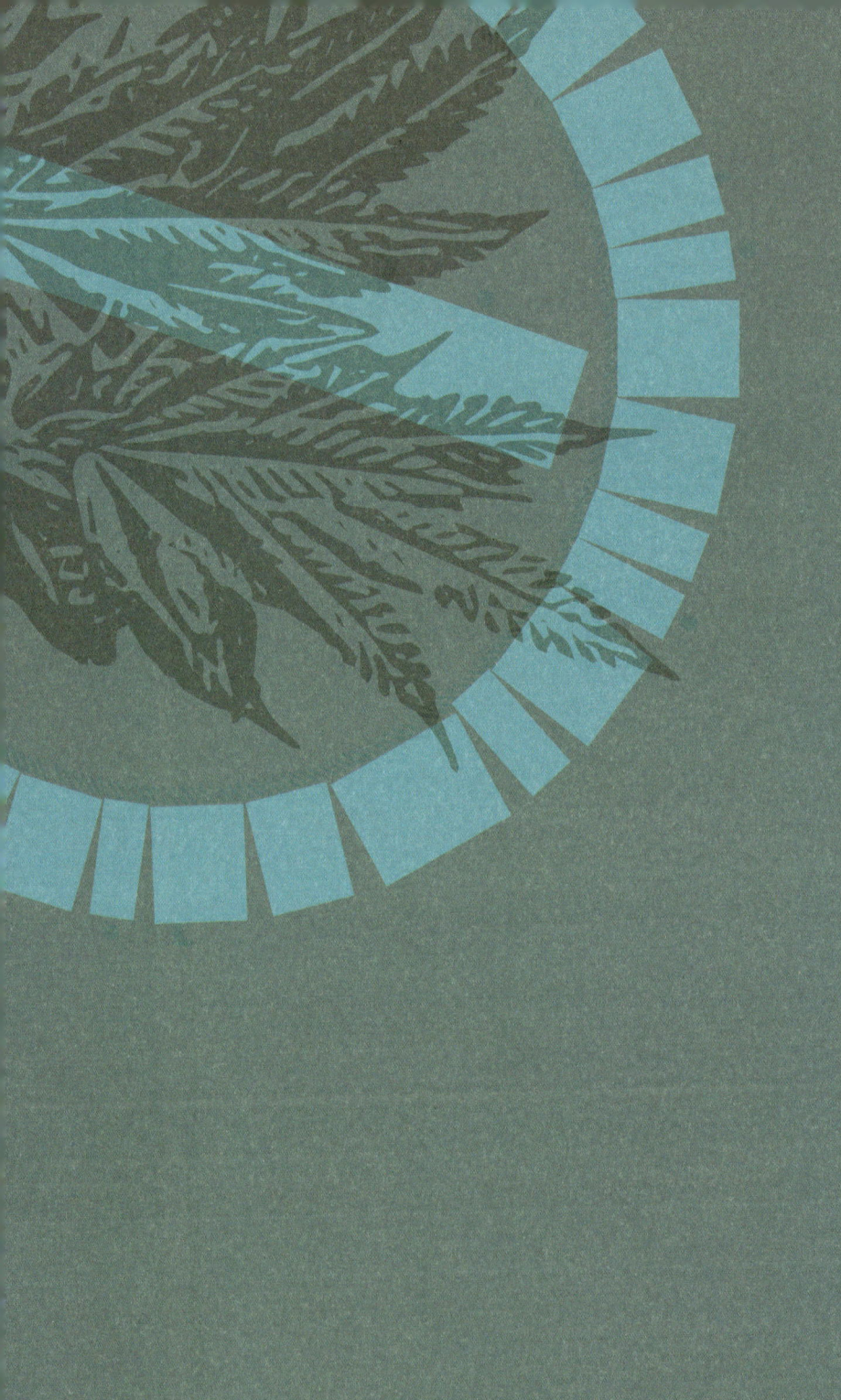

대마의 효능이 곧 혁명이다.

김형창 지음

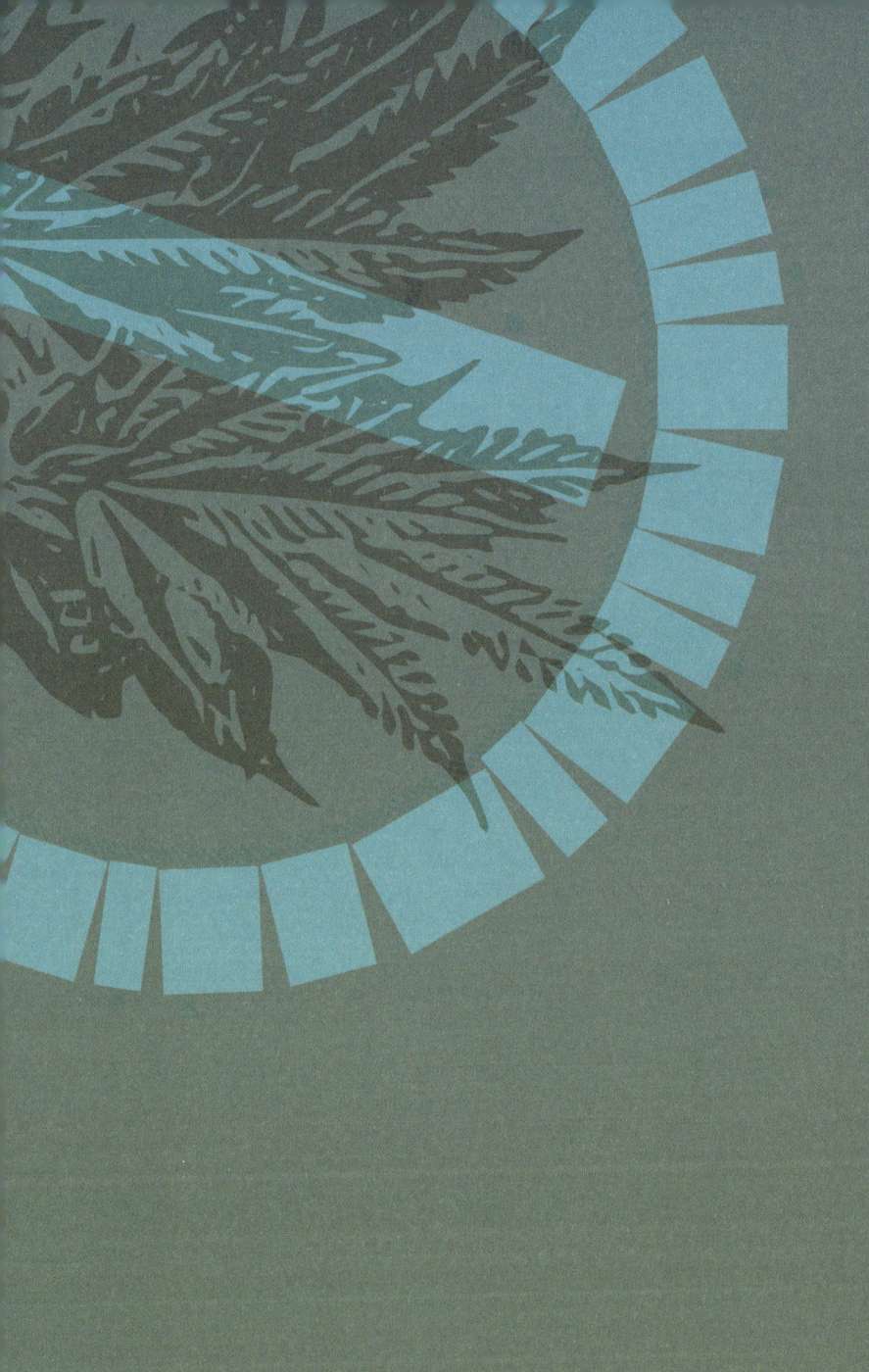

프롤로그 _ 대마의 효능

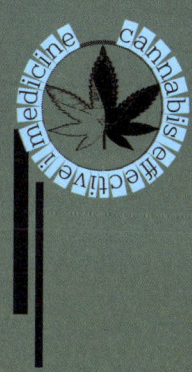

> 대마의 효능,
> 생명의 풀인가? 저주의 풀인가?
> 신이 인간에게 준 최고의 선물이다.

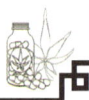

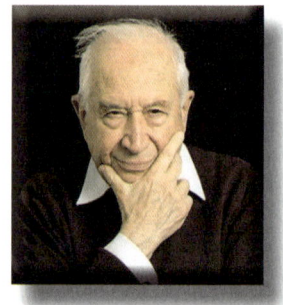

*"세상에서 가장 치유효능이 있으면서
가장 오해받고 있는 식물은 대마이다.
대마의 카나비아노이드 성분이
우리 인체를
관장하지 않는곳은 거의 없다."*
-Dr. Raphael Machoulam

오랫동안 한의사로서 많은 환자들을 보며 유독 안타까운 마음에 남는 환자들이 있었다.

그럴 때마다 소의 설사를 위해 양귀비 꽃을 구하려 했던 농가의 주인들이 기억났다.

사실 우리는 대마에 대한 사회적인 규제로 인해 많은 부분을 오해하고 있었고 그 반면 대마에 대한 호기심도 상당하긴 했다.

그러나 대놓고 대마에 대한 호기심을 발현할 수 없었던 이유는 대마초가 마약이라는 인식이 너무도 강했기 때문이리라.

그러나 이제는 그 시선을 바꾸어야 할 때가 아닌가 한다.

==세계 여러 나라에서 대마를 합법화하고 그 산업을 확장하고 있다. 이렇게 꽁꽁 싸 놓고 있기에는 대마가 가지고 있는 의료적, 산업적 베네핏을 절대 포기할 수 없기 때문이다.==

이 책은 우리가 알고 있는 대마의 객관적인 효능과 인체에 미치는 영향과 그 성분을 자세하게 기술하였다.

뭐 굳이 전문적인 용어를 사용해서 대마를 설명해야 할까 고민은 되었으나 변화되는 사회적인 흐름에서 대중은 그 당위성이 자신에게 납득이 되어야 인식의 전환이 이루어지는 것에 발맞춤 하기로 하였다.

조금 더 디테일하게 대마가 가진 성분, 그것이 인체에 왜 이로운 건지 ,그리고 대마의 무궁무진한 산업적 부가가치에 대해 접근하여 많은 사람이 대마를 보다 정확히 판단할 수 있었으면 했다.

무엇보다, 누구보다 질병의 고통 속에서 자신과 가정이 무너져 어려움을 겪고 있는 환자들에게 희망을 선물해 주고 싶다는 염원이 가장 컸다.

자, 이제는 대마의 가면을 벗길 차례다.

좋은 것을 선하게 사용하면 이는 신의 축복이다.

악한 부분을 전면에 내세워서 신이 주신 축복을 땅속에 묻고 계속해서 건강의 염려와 질병의 고통에서 살고 싶은가?

우리의 올바른 선택은 인류의 건강에 큰 반향을 가져올 것이라 확신한다.

혁명은 인식의 전환점이다.

기존의 것에 매여 있기보다 우리 모두에게 확실하게 이로운 방향으로 인식의 전환이 필요한 때이다.

대마의 효능이 곧 그 혁명의 중심에 서 있을 것이다.

더나아가 대마는 세상에 동력이 될것이다.

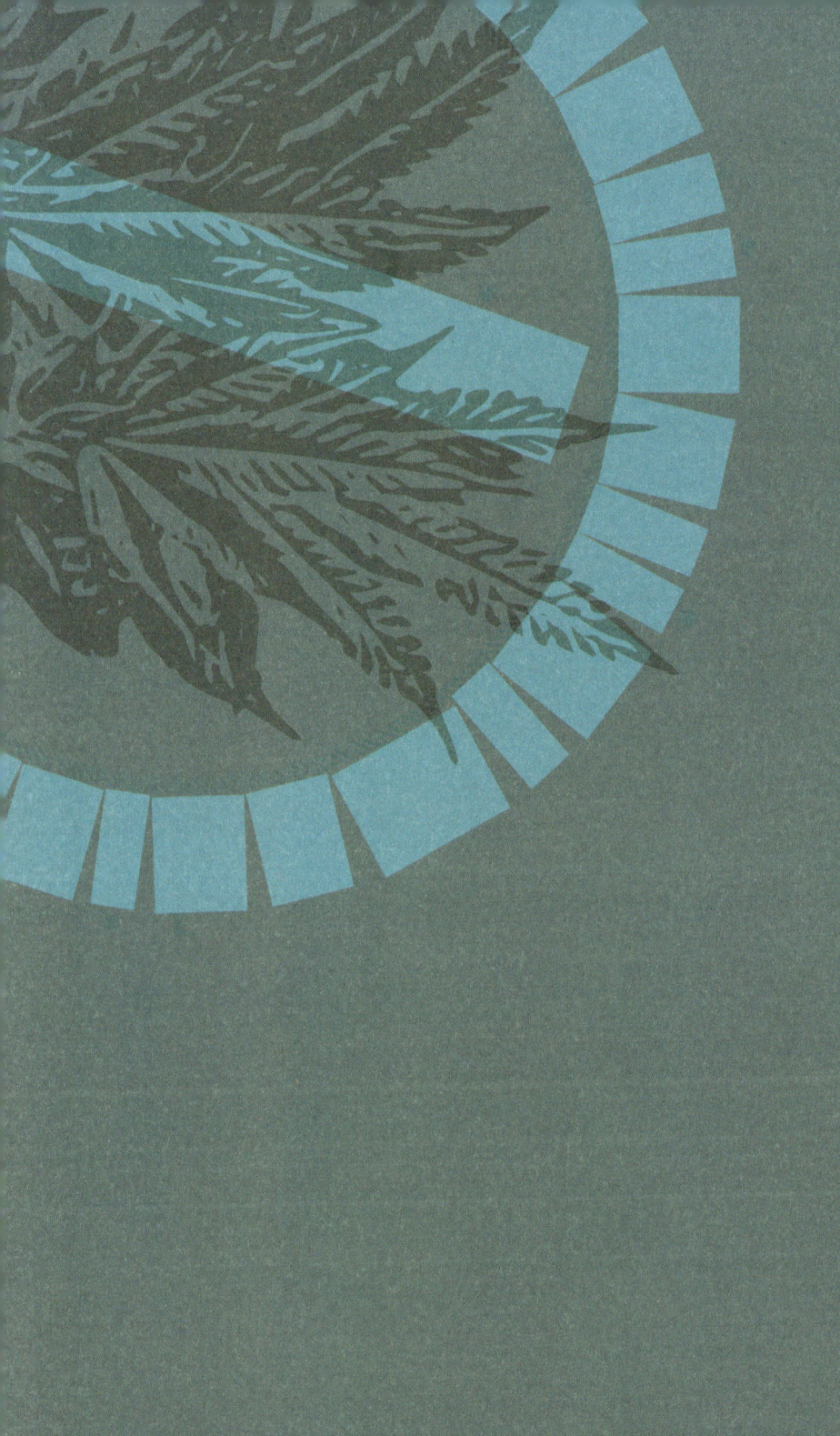

Intro:
꼭 알아야 할 대마의 의료적 효과

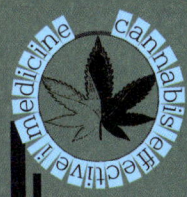

01. 대마의 CBD성분
02. 의학적으로 입증된 9가지 질병에 대한 효능과 의료적 의미

01. 대마의 CBD성분

세계보건기구(WHO)에 따르면 CBD는 남용이나 의존 가능성이 있다는 증거는 없으며 현재까지 심각한 부작용과 관련이 있다는 증거는 없다.

CBD는 간질, 불안, 염증, 불면증 및 통증과 같은 수많은 의학적 상태를 완화하는 것으로 인정되었다.

"인정"은 입증되었음을 의미하지는 않는다.

역사적인 규제 환경으로 인해 이러한 주장을 뒷받침하는 잘 수행된 임상시험은 거의 없다는 점에 주목하면, 이제는 법이 대마와 마리화나를 확실하게 구별하기 때문에 임상연구를 통해 입증하는 것은 그리 어렵지 않은 부분이며 해나가고 있는 과정이다.

CBD 치료에 대한 관찰 연구는 암과 관련이 없는 통증이 있는 사람들에 대한 자가 보고된 삶의 질 측정의 개선을 보고했지만 암 관련 통증이 있거나 신경학적 증상이 있는 사람들에게는 통계적으로 유의미한 개선이 없었다.

==다발성 경화증==을 앓고 있는 47명의 사례 시리즈에서는 CBD와 THC의 조합으로 통증, 보행 및 근육 경련이 개선되었다고 보고했다. 동물 연구에 따르면 CBD는 뇌의 세로토닌 수치와 세로토닌에 긍정적인 영향을 미친다는 것을 보여주었다.

낮은 수준의 세로토닌은 통증뿐만 아니라 기분에도 중요한 역할을 하는 것으로 생각된다.

또 다른 연구 (동물과 인간 모두)는 ==CBD가 항염증 효과가 있음을 보여주었고,== 이 메커니즘에 의해 통증을 완화할 수 있다고 한다.

CBD는 심장 질환이나 면역 억제제를 치료하는 데 사용되는 다른 약물과 상호 작용할 수 있으므로 CBD를 복용하기 전에 항상 의사와 상담이 필요하다.

결론적으로 CBD는 통증 완화에 도움이 될 수 있지만 확실한 임상을 통한 입증은 필요하다.

다음은 2017년 WHO에 의한 칸나비디올의 의료적 효능이다.

질병	효능
암	광범위한 종류의 암유형에서 암세포 증식 방지 및 항침윤성 작용
치매(알츠하이머)	시험관, 체내에서 αβ에 의해 발생한 신경염증과 신경퇴행 반응에 대한 항염증, 항산화, 항세포자멸효능
파킨슨병	체내 도파민 활성화 손상의 감쇄, 신경보호, 정신병적 등급의향상 및 환자의 악몽 공격적 행동의 감소
불안	근육긴장 불안, 피로, 집중력 문제, 설치류 모델에서 사회적 상호작용 개선, 환자의 사회적 불안 감소
정신병	정신분열증 동물모델에서 행동 및 신경교종 변화의 감소, 케타민에 의해 유발된 증상에 대한 정신병 치료 효과
우울증	유전학적 설치류 우울증 모델에서 항우울 작용
염증성 질환	시험관과 생체 보델에서 항염증 작용, 염증성 사이토카인 경로억제
통증	다른 치료약에 저항력이 있는 신경 병증성 통증 환자에게 진통 효과
류머티즘 관절염	동물 모델에서 TNF-α(종양과사인자) 억제
저산소 허혈 부상	단기간의 신경보호효과, 신섬관과 설치류 모델에서 흥분 독성 산화적 스트레스 및 염증의 억제효과
다발성경화증	쥐의 뇌수막염 징후 개선, 항염증 및 면역조절성 효능
감염	메타실린 내성 황색포도상 구균에 저항하는 활동

염증성 장질환 및 크론병	생체 내외에서 대식세포 보충 및 TNF-α분비억제 크론병 환자의 질병 활성지수 감소
헌팅턴 병	쥐 형질 전환모델에서 신경 보호 및 황산화 효과
메스꺼움	쥐의 메스꺼움 억제
심혈관계 질환	시험관내 및 생체 내 항산화 및 항염증 작용을 통한 경색의 규모 감소
당뇨합병증	섬유종 및 심근기능 장애의 감소

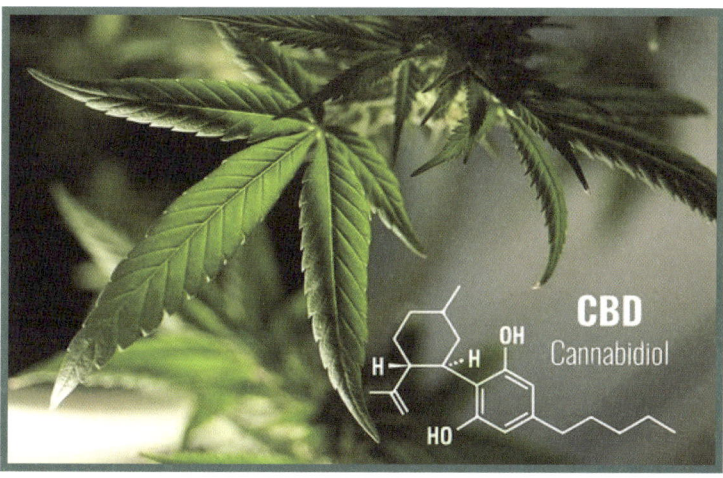

출처: 칸나비디올(CBD) 시장https://www.vantagemarketresearch.com/cannabidiol-cbd-market-1252/request-sample

02. 의학적으로 입증된 9가지 질병에 대한 효능과 의료적 의미

1. 간질

2018년 2월, FDA는 두 가지 희귀 간질인 드라벳 증후군과 레녹스-가스토 증후군(LGS)이 있는 특정 연령의 사람들의 발작을 치료하기 위해 에피디올렉스(CBD의 식물 기반 제형)를 승인했다.

CBD는 또한 전통적인 간질 약물 이외에 치료에 저항하는 간질의 다른 모양에 사용하여 검증하였다.

결과는 다양했지만 여러 시험에서 CBD는 대부분의 사람들에서 발작 빈도를 거의 44 % 감소시킨 것으로 나타났다.

CBD는 간질에 사용되는 다른 약물과 상호 작용할 수 있으며 이미 valproate를 복용하는 사람들에게 주어질 때 일부 심각한 부작용, 특히 간 기능 감소가 보고되었다.

정리하자면 CBD는 특정 유형의 간질 치료에 효능이 있다.

2. 통증

동물 연구에 따르면 CBD는 항염증 효과가 있으며 엔도 카나비노이드 및 통증 감지 시스템에 작용하여 통증을 완화한다.

불행히도 통증 완화를 위해 CBD를 단일 제제로 사용하는 것을 조사하는 인간 시험은 거의 없으며,

대부분의 시험은 통증을 완화하기 위해 CBD와 THC의 조합을 사용한다.

특히 캐나다 보건부는 다발성 경화증의 숭추 신경 관련 통증 및 최적화된 오피오이드 요법에 반응하지 않는 암 통증을 완화하기 위해 THC와 CBD를 1:1 비율로 모두 포함하는 복합 약물을 승인했다.

3. 관절염

동물 연구에 따르면 국소 CBD 응용 프로그램은 부작용이 거의 없는 관절염과 관련된 통증과 염증을 완화한다.

CBD의 국소 도포는 CBD가 입으로 섭취하면 흡수가 잘 되지 않고 위장 부작용을 일으킬 수 있기 때문에 유익하다.

결론적으로 국소 CBD는 관절염 완화에 도움이 될 수 있지만 광범위한 임상은 확인되지 않았다고 볼 수 있다.

4. 불안

300mg CBD를 사용한 전처리는 모의 대중 연설 테스트를 수행한 57명의 건강한 남성의 불안을 크게 완화했다.

그러나 150mg CBD와 600mg CBD의 복용량은 남성의 불안 수준에 아무런 차이가 없었다. CBD를 복용한 후 불안에 대한 유익한 효과는 환자가 불안을 느낀 관찰 연구에서 보고되었다.

불안 점수는 72명의 환자로 구성된 대규모 사례 시리즈에서 감소했으며, 57명(79.2%)의 환자가 CBD 치료 후 첫 달 이내에 점수가 감소했다고 보고한 점으로 미루어 CBD는 대중 연설과 같은 행사 전에 불안을 해소할 수 있지만 최적의 복용량이 무엇인지는 알려져 있지 않다.

5. 우울증

동물 연구는 우울증 완화에 CBD의 일부 효과를 보여 주었으며, 아마도 급성 또는 반복 투여 후 강력한 항 스트레스 효과와 관련이 있을 수 있다.

동물 연구에 따르면 CBD는 뇌의 세로토닌 수치와 세로토닌에 긍정적 인 영향을 미친다는 것을 보여주었다.

낮은 수준의 세로토닌은 통증뿐만 아니라 기분에도 중요한 역할을 하는 것으로 생각된다는 점에서 CBD는 우울증에 도움이 될 수 있지만 민감한 부분이므로 더 많은 시험이 필요하다.

6. 수면 장애

불안이나 암과 관련된 통증과 같은 다른 소건으로 CBD를 복용하는 사람들의 31 %는 CBD로 수면을 개선했다는 보고가 있다.

72명을 대상으로 한 대규모 증례에서 48명(66.7%)의 환자가 첫 달 이내에 수면 점수가 개선 되었다고 보고했지만 시간이 지남에 따라 변동이 있었다.

불안이나 우울증을 앓고 있는 사람들에서 CBD의 300mg의 다른 시험은 CBD가 수면 구조를 보존하는 것으로 나타났으며, 이는 수면의 질에 부정적인 영향을 미치지 않을 것임을 의미한다. 결론은 CBD는 수면을 방해하지 않는 것으로 보이며 사람들이 더 잘 자는 데 도움이 될 수 있다.

7. 여드름

실험실 연구에 따르면 CBD는 항염증 효과가 있을 뿐만 아니라 인간의 피지를 너무 많이 만드는 것을 방지하여 염증성 사이토카인이 활성화되는 것을 방지했다.

과도한 피지와 염증이 여드름의 특징이기 때문에 국소 CBD는 여드름에 대한 효과적인 치료법이 될 수 있으며 향후 발진을 예방하거나 줄일 수 있다.

밝혀진 바 국소 CBD는 여드름과 관련된 염증 및 과도한 피지 생성을 완화하는 데 도움이 될 수 있지만 더 많은 시험이 필요하다.

8. 파킨슨병

몇몇 소규모 연구는 파킨슨 병의 증상을 완화하기 위해 CBD를 사용하여 조사했으며, 대부분 고무적인 결과를 얻었다.

대부분의 연구에서 운동 관련 결과와 관련하여 그룹 간에 차이가 없었다.

그러나 CBD 300mg/day로 치료받은 그룹은 파킨슨병 설문지[PDQ-39])로 측정한 바와 같이 웰빙과 삶의 질이 크게 개선되었다.

CBD는 파킨슨병 환자의 삶의 질을 향상시킬 수 있는 가능성을 보여주지만 더 큰 규모의 임상시험이 필요함은 당연한 수순이다.

9. 메스꺼움과 구토

CBD가 메스꺼움이나 구토 완화에 도움이 되는지 조사하는 대부분의 연구는 CBD 단독이 아닌 CBD와 THC의 조합을 사용했다.

2016년 문헌고찰에 따르면 이 조합은 더 효과적이거나 위약만큼 효과적인 것으로 나타났다.

최근 연구에 따르면 THC는 CBD보다 메스꺼움과 구토를 줄이는 데 더 효과적이라고 한다.

따라서 CBD는 메스꺼움과 구토에 단독으로 효과적이지 않을 것이며, THC와 CBD의 조합은 메스꺼움과 구토에 효과적인 것으로 보인다.

10. 간질에 합법화된 에피디올렉스

2018년 11월부터 미국전역에서 판매되는 에피디올렉스는 희귀 소아 뇌전증치료제로 출시되었는데 주원료는 대마에 함유된 CBD이다.

우리나라도 2년전부터 허가를 내 주고 있다. 간질환자가 약 20만명이라고 한다.

2021년 4월 1일부터 급여로 전환되어 급여개시 전 투여도 보험적용 가능하다.

'에피디올렉스'는 중증 뇌전증 치료제로 사용되는 의료용 대마로, 2세 이상 레녹스-가스토 증후군 또는 드라벳 증후군으로 인해 발생하는 발작 증상 치료를 위해 1일 2회 경구 투여하는 약물이다.

클로바잠 성분과 병용 투여하며, 클로바점에 금기 또는 부작용으로 투여할 수 없는 경우 단독투여도 가능하다

11. 천식, 종양 식욕부진(만성질환으로 인한), 중독, 백혈병

　대마 속에 함유되어 있는 수백종류의 유용한 성분 가운데 대표적인 성분 2가지 중 하나는 최근 세계적으로 각광을 받고 있는 칸나비디올(Cannabidiol)이라는 CBD이다. 또 다른 하나는 도취유발물질(환각성분)로 잘 알려져 있는 델타-9테트라하이드로칸나비놀(Δ-9Tetrahydrocannabinol)이라는 약칭 THC이다.

　CBD와 THC는 전혀 다른 성격과 기능을 갖고 있다.

　또한 대마에는 생리활성 물질인 테르페노이드(Terpenoids)와 플라보노이드(Flavonoids)가 함유되어 있어 항암, 항염, 항균, 항바이러스, 항알레르기 등 치료의 효능과 효과가 있어서 건강회복 유지에도 도움을 주는 것으로 밝혀졌다.

　대마의 화학성분의 총칭이라 불리는 칸나비노이드(cannabinoids)의 종류는 크게 3종류로 구분할 수 있는데, 대마 속에 함유되어 있는 파이토칸나비노이드(Phytocannabinoid)와 인체내에 존재하는 엔도칸나비노이드(Endocannabinoid) 그리고 인공적으로 만든합성칸나비노이드(Syntheticcannabinoids)가 있다.

이스라엘의 화학박사 닥터 하누스는 인체 기능이 DNA에 따라 움직이는데 이런 인체의 기능이 엔도칸나비노이드 시스템(EndoCannabinoid System;ECS)에 의해서 작동됨을 규명하였다.

우리 체내에 항상성을 잃었을 때 대마에 대한 특정 수용체(CB1, CB2)로 구성된 엔도칸나비노이드시스템(ECS)이 인간의 감정이나 불안뿐 아니라 염증과 면역 반응을 변화시키는 것으로 알려져 있다. 이 시스템의 주요물질은 엔도칸나비노이드인데 대마의 칸나비노이드 물질과 화학적 구조와 기능이 동일하여 우리 몸을 항상 일정하게 조절함으로써 최적의 상태를 만들어 항상성(恒常性)을 유지할 수 있게 해 준다.

12. 현대병인 성인병 노인병 생활습관병 개선

최근 연구에는 CBD가 심장 및 순환기 계통등과 고혈압을 낮추는 능력 등 여러 효능과 관련이 있다고 했다. 고혈압은 뇌졸중, 심장마비, 대사증 후군 등 여러 건강 상태의 고위험 군과 관련이 있으며, CBD가 고혈압을 위한 자연적이고 효과적인 치료제일 수 있다. 건강한 남자 10명을 CBD오 일 600mg을 1회 투여하고 위약과 비교한 결과 휴식기 혈압을 감소시키는 것으로 나타났다.

남성에게 일반적으로 혈압을 증가시키는 스트레스 테스트를 제공했는데, 결과는 정상 혈압보다 더 낮게 혈압이 증가하였다.

13. 릭심슨: 이명과 어지러움 피부암[1]

대마를 의료용으로 사용하는 방법에 대한 내용을 빌려 이야기하자면 캐나다의 릭 심슨이라는 사람이 만든 대마 오일이 있다.

대마초에서 추출한 농축액을 붕대에 발라 피부암 부위에 발랐는데 4일이 지난 후 암 증상이 사라졌다고 한다.

릭 심슨은 2003년에 자신의 피부암을 대마 오일로 치료했다고 주장하며, 이후에 대마 오일을 제조하고 배포하기 시작했다.

릭 심슨은 대마 오일을 만들기 위해 대마의 꽃과 잎을 에탄올이나 나프타와 같은 용매에 담가서 추출하고, 용매를 증발시켜 농축시킨 후 주사기에 담아서 사용한다.

릭 심슨은 대마 오일이 암, 당뇨병, 간경화증, 천식, 고혈압, 관절염, 뇌전증, 다발성 경화증 등의 다양한 질환에 효과가 있다고 하였다.

---

1. https://ko.cannabis-mag.com/

그는 자신의 웹사이트에서 대마 오일의 제조법과 사용법을 공개하고 있으며, 대마의 합법화를 촉구하고 있다.

14. 항염기능

대마의 항 바이러스 기능은 자궁경부암, 림프종, 전립선암, 담관암, 유방암, 구강암등에 효과가 있으며, THC가 위암에 가장 좋은 약일수도 있다는 희망적인 연구결과를 발표했다.

15. 신경정신계질병: 알츠하이머, 치매, 파킨스, 루게릭

ADHD/PTSD(외상 후 스트레스 증후군): 루게릭병은 치명적인 신경 퇴화병이다. LS(루게릭병)는 운동과 관련 있는 뇌와 척추신경과 근육간을 연결하는 뇌 신경세포를 파괴한다.

대마는 사실 최악의 질병으로부터 우리 뇌를 보호하는 약이었다.

알츠하이머는 치매에 속한 특정한 질병이다.

THC는 뇌 세포를 손상으로부터 보호하기 때문에 신경보호제로 분류되어야 한다는 주장과 관련 연구가 있다.

알츠하이머는 뇌에 베타아밀로이드(beta amyloid) 단백질이 과도하게 쌓이는 것이 원인이다.

베타아밀로이드 단백질의 응집체들은 뇌 속 신경세포 간 의사소통을 방해하여 기억력 손실과 같은 알츠하이머 증상이 나타난다(BEC CREW, 2018). 연구에서 신경세포를 조작해서 베타아밀로이드를 많이 만들도록 하였고, 그 결과 증가한 베타아밀로이드는 염증성 단백질 발현을 높여, 염증과 뇌세포 사멸을 가져왔다. 대마에 있는 THC 성분은 엔도카나비노이드와 유사한 성분으로, 베타아밀로이드 수치를 낮춰주고 베타아밀로이드 수치가 낮아지면 염증성 단백질 발현도 감소해 염증과 뇌세포 사멸이 발생하지 않는다.

이는 알츠하이머 발병에 있어 대마의 THC를 이용한 새로운 치료법의 가능성을 높여주었다.

알츠하이머의 특징을 둔화시키거나 숭시시키는 깃과 관련하여 Δ9- 테트라하이드로칸나비놀 (THC)의 잠재적인 치료 특성을 조사하기 위한 한 연구에서 THC의 저용량은 미토콘드리아 기능을 향상시킬 수 있으며 미토콘드리아 기능의 멜라토닌 향상을 억제하지 않는다고 밝혔다.

또한 THC가 여러 기능과 경로를 통해 알츠하이머의 잠재적 치료적 치료 옵션이 될 수 있음을 강력히 시사하였다.

 치매는 알츠하이머형 치매, 파킨슨병 치매, 혈관성 치매, 알코올성 치매, 루이체병 치매, 외상후 치매, 픽병과 전두엽 치매등 세분된다.

 간의 뇌는 약 천억 개의 뉴런으로 구성되어 있다.

 대마의 항정신성 물질인 THC가 치매 발생을 억제할 수 있다는 것이다.

 대마의 카나비노이드가 뇌세포의 수용체를 자극해서 뇌 염증을 줄어들게 하고, 뇌 신경세포를 재생하는 것을 보여 주었다"라고 밝혔다.

 파킨슨병은 뇌의 신경세세포가 손상되어 운동성 증상과 비운동성 증상을 일으키는 만성 질환이다.

 파킨슨병의 원인은 아직 밝혀지지 않았으며, 완치할 수 있는 치료법도 없다.

 파킨슨병의 증상은 진단이 전부나 초기 단계에서 나타나기 때문에, 조기 발견과 치료가 중요하다.

 대마에 함유된 카나비노이드라는 화합합물은 뇌에서 기분을 좋게 하고, 통증을 줄이고, 수면을 돕는 등의 효과를 가지고 있다. 이러한 카나비노이드 성분이 파킨슨병 환자의 떨림 등의 비운동성 증상을 완화시킬 수 있다는 연구결과가 발표되었다.

한양대병원 신경과 에서 연구한 바로는 대마에 든 카나비노이드 성분이 뇌에 있는 카나비노이드 수용체를 자극해 파킨슨병 환자의 떨림 등의 증상을 좋게 한 것으로 추정한다고 했으며, 파킨슨병 환자는 뇌에 카나비노이드 수용체가 적은데, 카나비노이드 성분을 흡입해 체내에 들어오면 수용체를 자극해 증상 완화에 효과를 보인다고 했다.

16. 성인의 해마 세포를 증식시키는 유일한 불법약, 대마

대마는 항 우울증 효과도 나타낸다.

대마가 고장 난 세포는 보호하고 새로운 세포의 생성을 증진한다는 내용으로 대마의 의학적 효과를 적극석으로 홍보하고 있는 Green Flower에서 게재한 내용에 의하면 현재 미국인의 24 % (2440 만 명)가 외상후스트레스 장애(PTSD)로 고통받고 있는 것으로 추산된다고 주장한다.

외상후스트레스장애(PTSD)에는 심한 불안, 우울증, 불면증, 악몽 같은 증상이 포함될 수 있으며, THC는 PTSD에 대한 매우 효과적인 치료가 가능하다고 밝혔다.

일부 정신과 의사는 THC가 PTSD의 유일한 치료제라고 주장하기도 한다.

PTSD로 고통받는 사람들을 위해서 THC의 사용은 병을 치유하고 균형을 찾는 데 필요한 치료방법이라 할 수 있다고 밝혔다.

카나비노이드는 생존에 필수인 뇌세포를 보호하고 고장 난 세포를 재생하는 방법으로 우리 뇌를 보호하는 일반적 효능이 있다는 것을 보여주고 있다.

17. 강력한 항 산화제:

항산화작용이란 세세포들의 손상을 막고 과다하게 커지지 않고, 정상세포로 복구할 수 있게 하는 과정을 말한다. 세포막이 손상되면 아토피, 알러지, 염증성질환 각종 암을 유발시시키는 원인이 된다.

대마는 마리화나와 같은 식물에서 추출한 마약류로, 카나비노이드라는 화합합물을 함유하고 있다.

카나비노이드는 뇌에서 기분을 좋게 하고, 통증을 줄이고, 수면을 돕는 등의 효과를 가지고 있다.

최근에는 대마에 함유된 카나비노이드 성분이 항산화작용을 가지고 있다는 연구결과가 발표되었다.

 한국과학기술연구원(KIST)의 연구에서 대마에 들어있는 카나비노이드 성분은 뇌에서 활성산소를 제거하는 효소인 Nrf2를 활성화시켜서 세포 손상을 방지하고 회복을 촉진한다는 것과 카나비노이드 성분 면역계와 염증계의 균형을 조절하여 감기와 독감 등의 감염병에도 도움이 될 수 있다는 내용을 발표했다.

19. 미국 정부의 cannabinoids 신경보호제로 특허

 2012년 미국 일부 주에서 기호용 대마 합법화가 시작되었고 이어 2018년 캐나다는 기호용 대마를 전면 합법화하였다.

 2020년 말에는 세계보건기구(WHO)의 권고에 따라 UN 마약위원회(United Nations Office on Drugs and Crime, UNODC)에서 대마를 마약류에서 제외하였다.

 현재 의료 목적 대마초는 미국 내 총 30개 주에서 합법화되어 있다.

20. 150여종의 카나비노이드의 개별기능

카나비노이드는 대마에서 추출한 화학물질로, 인체 내에 존재하는 엔도카나비노이드와 유사한 구조를 가지고 있다.

엔도카나비노이드는 신경계와 면역계에 영향을 주는 수용체와 결합하여 항상성을 유지하는 역할을 한다.

카나비노이드에는 THC와 CBD가 가장 잘 알려져 있다.

THC는 테트라하이드로카나비놀의 약자로, 대마의 환각성분으로 알려진 향정신성 화합물이다.

THC는 CB1 수용체에 결합하여 기분을 좋게 하고, 통증을 줄이고, 수면을 돕는 등의 효과를 가지고 있다.

CBD는 카나비디올의 약자로, 대마의 비환각성분으로 알려진 비향정신성 화합물이다.

CBD는 CB1 수용체와 CB2 수용체 모두에 결합하여 염증을 줄이고, 뇌전증, 알츠하이머병, 당뇨병 등의 질환에 도움을 줄 수 있다.

CBD는 THC의 부작용을 줄이는 역할도 하며, 중독성이나 의존성이 없다고 알려져 있다.

THC와 CBD 외에도 다른 카나비노이드들이 있다.

예를 들어, CBG는 카나비게롤의 약자로, THC와 CBD의 전구

물질로 알려져 있다.

CBG는 항균, 항염, 항암, 항우울, 신경보호 등의 효과를 가지고 있다.

CBN은 카나비놀의 약자로, THC가 산화되면서 생성되는 화합물이다. CBN은 수면 촉진, 항균, 항염, 항경련, 항암 등의 효과를 가지고 있다.

CBC는 카나비크로뮨의 약자로, CBD와 유사한 구조를 가지고 있다. CBC는 항염, 항균, 항진균, 항암, 항우울, 신경생성 등의 효과를 가지고 있다.

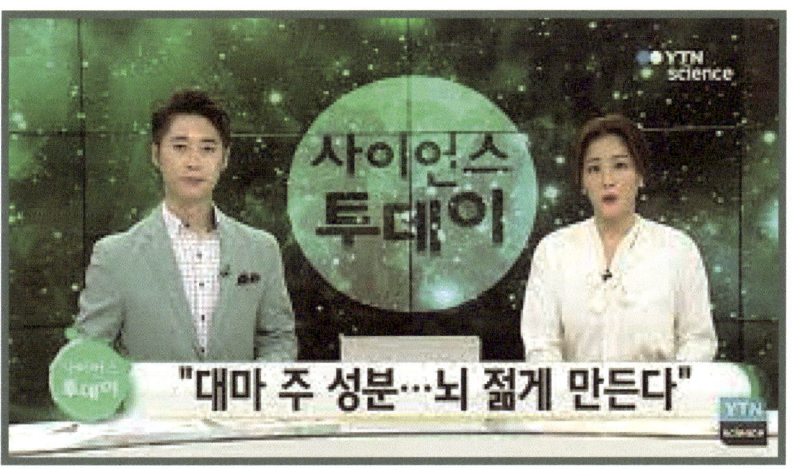

출처: 사이언스 투데이, YTN

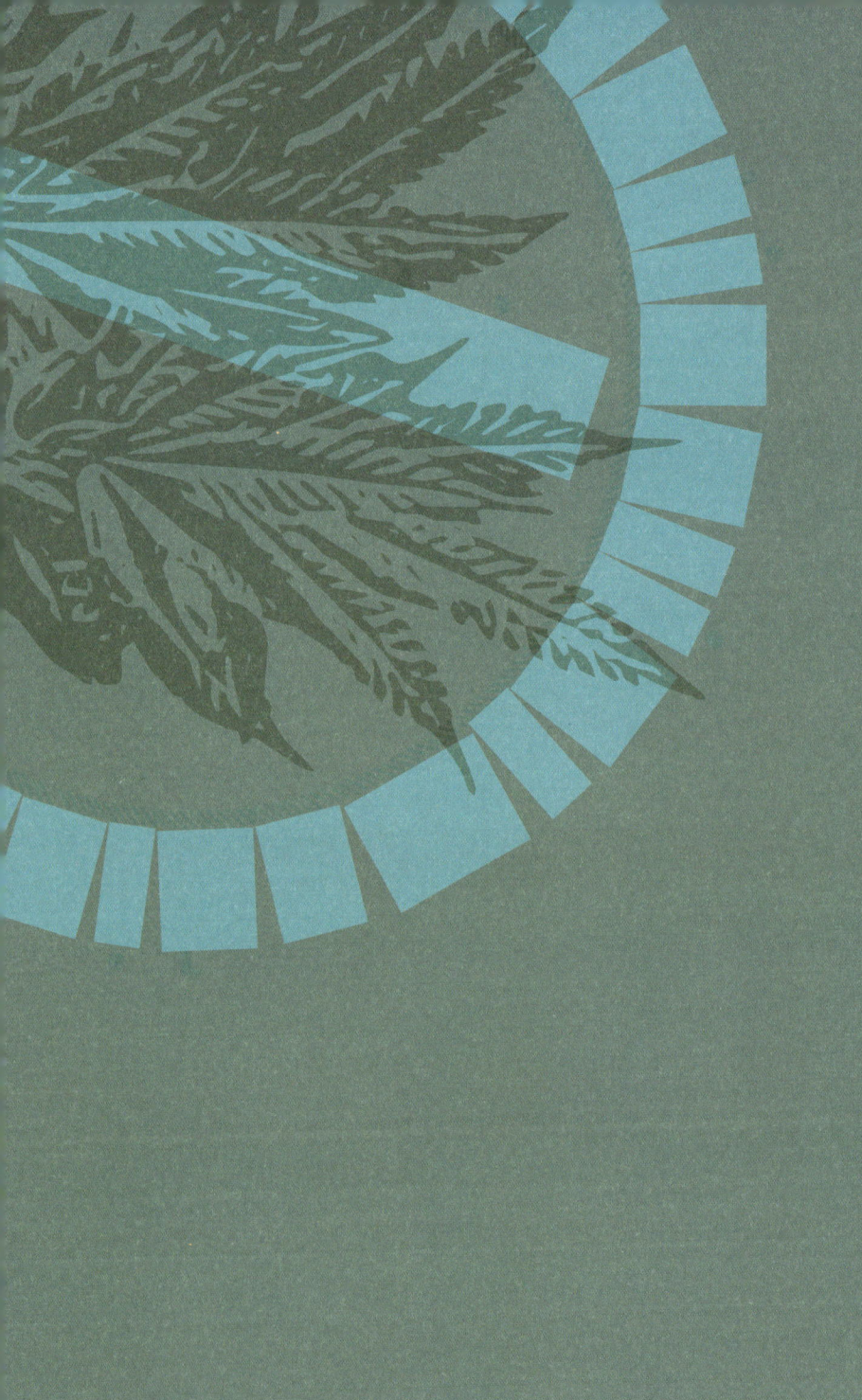

1장.
100세를 건강하게 살 수 있다.

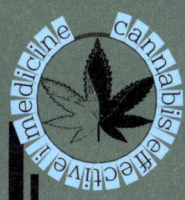

03. 소가 설사를 하면
04. 좋은 건 환자에게
05. 대마의 유용함은 끝이 없더라
06. 대마의 합법화는 초를 다투는 그린오션이다.
07. 풀어주는 만큼 촘촘한 제도를 마련하면 문제없다고 본다.
08. 건강한 100세를 가능하게 하는 블루오션

03. 소가 설사하면?

필자가 40년전에 1980년대 초반에 김포에서 한의원을 개원했을 무렵, 어느 농가에서 소가 설사한다고 한약을 지어달라고 오셨다.

동물병원에서 처방을 받으시라고 했더니 효과가 없어서 온것이고 한약을 처방해주면 집에 있는 양귀비를 넣어서 먹이면 설사는 한방에 치료가 된다고 해서 한약을 지어드린 기억이 또렷하다.

그 농장주가 소문을 내 강화, 통진, 양곡에서 축사하시는 분들이 소가 설사를 하면 의례 찾아오시곤 했다.

의외로 소가 설사를 하는데 한의원을 찾는 이유는 설사 한약처방에다가 집에서 재배하는 양귀비를 넣어서 먹이면 더 이상 소의 복통과 설사로 고생하지 않고 혹 설사 증상이 발현된다 해도 양귀비를 구해 먹이면 해결이 되었다고 한다.

이것이 필자가 대마를 처음 접한 경험이었다. 소의 설사는 죽음으로 이어질 수 있는 매우 위험한 증상이고 소 농가의 큰 리스크였다.

치료가 빨리 시작될수록 회복 가능성도 높다.

그만큼 소의 설사는 축가를 걱정 또는 불안에 휩싸이게 했다.

반드시 치료해야만 했다.

그러기에 간혹 소가 설사를 할 때 사람과 마찬가지로 탈수 치료와 더불어 장운동을 감소시키는 약물을 사용하기에 한의원을 찾는 소 축사를 운영하시는 분들이 꽤 있었다.

필자가 대마를 접한 경험은

첫번째, 소의 설사로 찾아온 축가의 이야기와

두번째, 결혼을 하고 김포시 양두리가 처가집 뒤뜰에 양귀비가 있는 것을 발견한 것에서 비롯된다.

이를 다려서 냉장고에 두었다가 아이들이 설사를 할때 복용시

킨 경험이다.

 세번째는 경찰서 정문 바로 앞에 위치한 우리 한의원에 경찰서 형사들이 양귀비를 가지고 와서 양귀비가 맞는지 확인서를 써달라고 종종 왔었다.

 소에게 양귀비를 처방했다고 하는 소의 농가는 더 이상 소의 복통과 설사로 고생하지 않고 혹 설사 증상이 발현된다 해도 양귀비를 구해 먹이면 해결이 되었다고 한다.

 이와 같이 소에게 한 양귀비의 처방이 어쩌면 임상적 의미가 있다고 가정한다면, 한의원을 운영해온 한의사로서 필자는 오랜 지병이나 혹은 중증 질환으로 고통받는 환자를 떠올릴 수밖에 없었다.

 그리고 이들에게 필자가 알고 있는 대마의 의료적 효능을 적용할 수 있다면 얼마나 좋을까 오랫동안 생각해 왔다.

 그러나 뻔히 고생하는 환자를 눈앞에 두고 이를 해결할 수 있는 약제의 효과성을 알고 있음에도 활용할 수 없었던 이유는 양귀비라 불리는 대마는 마약류로 분류되어 규제 대상이므로 상용 불법화가 되어 있기 때문이었다.

 장기 복용이 금지된 이유는 습관성 중독성과 정신착란을 일으킬 수 있다는 점 때문이라고 한다.

또 과다 복용과 장기복용시 간 기능 장애, 심장병, 기관지 천식을 유발한다고도 한다.

그러나 이와 같은 주장도 확실히 입증되었다고 하기에는 무리가 있다.

그 이유는 만연한 음성적 이용에 따른 중독성에 의거하여 개인차, 과다, 장기 복용의 준거가 뚜렷하지 않기 때문에 그 결과의 타당성과 신뢰성을 도출할 수가 없기 때문이다.

☑ 중추신경계에 진통과 진정 작용

양귀비에 함유된 모르핀과 파파베린, 코데인 성분 등 26개의 알칼로이드 성분이 중추신경계를 진정시키는 데 도움이 되기 때문에 복통과 관절통 등 각종 통증을 완화해주는 효과가 있다.

하지만 알카로이드 26개 성분 중에서 단 4가지인 모르핀과 코데인, 파파베린, 날코틴 성분만 임상에서 사용한다.

불면증의 주요 문제인 스트레스에 탁월한 효과를 보여주고 있어 스트레스를 완화시켜주며 두뇌에 진정을 시켜주는 작용을 하는 것으로 알려져 좋은 수면을 가져다 준다고 한다.

또한 구강 궤양에 효능이 있어 위장염을 줄여 주기 때문에 장기능이 좋지 않거나 불편함을 호소하는 증상완화에 도움이 된다.

심리적 건강에도 효험이 있어 신경전달물질을 조절해 인지력과 집중력을 향상해 주는 것으로 알려져 있는 성분을 가지고 있다.

이 같은 이유로 알츠하이머 질환인 치매와 같은 노화 관련 질병의 발병이 늦춰질 수 있다는 연구결과도 있다.

이 밖에도 만성피로와 현기증 같은 문제의 예방에도 효능이 있는데, 몸에 필요한 에너지의 균형을 유지하고 몸 전체에 산소를 전달하며, 에너지를 유지해주기 때문이다.[1]

---

1. 한국자원식물학회 2019년도 추계학술대회, 2019 Oct. 18, 2019년, pp.6 - 6

04. 좋은 건 환자에게

 너무도 당연한 말이지만 가족 중 환자가 있는 사람은 증상에 좋다는 말만 들으면 어떻게 해서든지 찾아서 치료하고 싶은 마음은 간절할 것이다.

 한의사로서 필자도 마찬가지이다.

 40년이 넘는 시간동안 한의사로서 다양한 증상의 환자를 만났고 이들을 치료하여 웃음을 되찾는 일이야 말로 크나큰 보람중에 보람이다. 바로 이것이 필자가 딸과 함께 2대에 걸쳐 한의원을 운영하는 궁극적인 이유이다.

 어떤 의사도 마찬가지 이겠지만 환자의 건강과 행복을 위해 좋은 약과 치료를 제공하는 것은 무엇보다 중요하다.

그러기에 의료적인 취지로 대마의 성분은 포기하기 어렵다.

다양한 질병에 있어서 대마의 효능은 임상이 확실하게 이루어지지 않은 영역을 제외 하고라도 현재 밝혀진 부분만으로도 상당하다.

의료용 대마는 뇌전증, 파킨슨병, 암, AIDS, 우울증 등 다양한 질환에 효과가 있는 것으로 알려져 있다.

의료용 대마는 주로 CBD 성분이 많은 대마 오일이나 의약품으로 제공된다.

CBD는 환각 작용이 없고, 통증 완화, 항염증, 항암, 신경 보호 등의 효능이 있다.

이와 같은 효능은 보다 많은 환자에게 적용해야 하는 당위성을 충분히 제공하고 있음에도 현재 우리나라 사람들은 대마에 한에서는 십중팔구 '대마초'라는 인식이 강하다.

그리고 조금 더 이어지는 대답들이 있다면 대마초와 관련된 연예인들의 얘기를 하고 연세가 드신 분들은 '수의 만드는 삼베(안동포) 원료'라는 대답을 하지만 대마에 대한 우리나라 사람들의 상식은 대마초와 삼베정도로 부정적인 인식이 강하다.

이는 매우 안타까운 사회적 통념으로 무엇보다 현대의학으로 치료가 잘 안되는 자가면역질환 뇌전증(간질),천식,백혈병, 각종암 치매 피킨스병,알츠하이머,공항장애 우울증, ADHD, PTSD(외상후 스트레스)등등으로 고통받고있는 환자와 가족들을 생각한다면 대마의 효능과 유익성에 시야를 넓혀 항바이러스 개발 등 '혁신형 묘약' 개발에 눈을 돌려야 할 것이다.

05. 대마의 유용함은 끝이 없더라(5만가지 일을 하는 대마)

이 밖에도 대마의 유용함은 다양하다.

대마의 뿌리, 줄기, 잎, 꽃대, 씨앗 등 모든 부분이 이용될 수 있다.

우리나라에서 삼베라고 불리는 대마의 줄기는 섬유로 만들어 실, 의복, 밧줄, 종이, 건축자재, 연료 등으로 사용된다.

우리나라, 일본, 러시아, 이탈리아, 북아메리카, 유럽, 터키, 칠레, 인도, 중국 등이 주산지이다.

목화는 세계 경작지의 4%정도에서 재배되고 있으나 거기에 뿌려지는 살충제의 양은 전체의 50%를 차지할 정도다.

반면 삼베는 재배에서 직물이 나오기까지 살충제나 화학적인 처리 없이 만들어져 'Green fabric'으로 불린다. 전통 방식의 거칠고 딱딱한 직물도 최근 방적기술의 발달로 면처럼 부드러운 직물로 탈바꿈하고 있다.

면보다 10배 정도 강도가 강하며 수분 흡수 및 배출력은 20배 빠르다.

항균력, 원적외선 방출 및 자외선과 수맥파도 차단하며 방음 기능도 있다.

이렇듯 삼은 자연섬유 중 최고의 섬유질을 갖고 있다. 삼은 내피(70%)뿐만 아니라 표피(40%)에도 Cellulose 성분을 함유하고 있어 가볍고 내구성 있는 산업재 원료, 예를 들어 썩는 플라스틱 소재로 활용되고 있다.

목재 펄프로 종이 1톤을 생산하는 데는 20년 수령의 나무 12그루가 필요하다.

고작 100일 정도 경작하는 삼 펄프를 활용한다면 1에이커당 목재 펄프보다 4배 정도의 생산효율을 가져올 수 있다.

삼 펄프 종이는 7~8번의 재활용이 가능해 3~4번에 불과한 목재 펄프보다 재활용 면에서도 매우 효율적이다.

대마의 씨앗은 식용유, 두부, 맥주, 샐러드 오일, 비누, 샴푸, 마스크팩 등의 식품이나 화장품으로 사용된다.

대마의 씨앗 기름은 연료, 화장품, 마사지 오일 등으로 사용되고 있다.

대마는 자원식물로서 활용가치가 매우 높다.

마약 성분인 THC는 줄기나 씨앗에는 거의 없고 잎이나 꽃잎에만 극소량(약 0.03%) 함유되어 있다.

삼 씨앗으로 만들어지는 오일에는 달맞이꽃보다 4배가 많은 감마리놀렌산(GLA)과 오메가 지방산이 함유되어 있어 노화 방지와 건성 피부에 탁월한 효과가 있다.

대마초는 위험스럽고 유해하다고 알려져 있다.

그러나 대마초는 진통 환자, 구토나 구역질 환자, 불면증 환자, 녹내장 환자, 암 환자, 식욕저하 환자, AIDS 환자 등에 효능이 있어 의사의 엄격한 처방에 의해 이를 부분적으로 허용하는 추세다.

암 환자나 AIDS 환자의 경우 심한 구토 증세로 받는 고통이 이만저만한 게 아니다.

이때 대마초는 구토 증세를 저하시키고 식욕을 왕성하게 해주어 생명 연장에 큰 도움을 준다.

따라서 여러 나라에서는 이미 대마를 상용화하였고 속속들이 그 규제를 풀고 위험성에 대한 대안을 확실하게 마련해 가고 있는 실정이다.

의학계에서는 대마의 끝없는 유용성을 사회적인 통념 속에서 과장되어온 위험성에 묻어둘 수는 없다.

그러기에는 대마가 가진 끝없는 유용함이 가장 필요한 사람들에게 최적으로 사용될 수 있음을 알고 있기 때문이다.

의료적 치료의 대안으로서 대마는 합법화되어 안전하게 사용할 방안을 마련해야 하는 것이 본질이며 핵심이다.

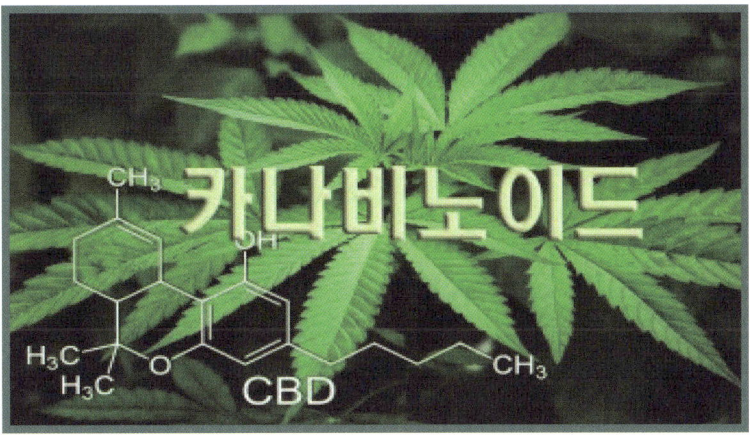

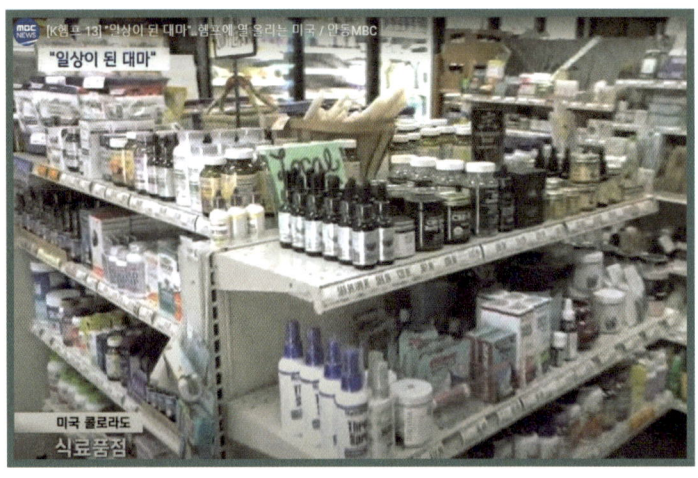

출처: [K헴프 13] "일상이 된 대마"..헴프에 열 올리는 미국 / 안동MBC

06. 대마의 합법화는 초를 다투는 그린오션이다.

"마약인 줄만 알았는데 대박이었다"라는 기사가 있듯 대마는 그야 말로 그린오션이다.

현재 우리나라는 대마를 마약류로 분류하고 있어 당국의 허가 없이는 대마를 재배할 수 없으며 공무나 학술 연구 등 제한적 목적으로만 사용할 수밖에 없다.

반면 최근 미국 조지아주는 의사 처방·약사 지도하에 일반 약국에서도 의료용 대마를 구입할 수 있게 허용했다.

현재 미국에선 의료용 대마를 법적 통제에 따라 사용하도록 허용한 주가 38개에 이르나 정부 허가를 받은 대마 전용 매장에서만 구입할 수 있게 되었다.

480여 종 천연 화합물로 구성된 대마 대표 성분은 THC(테트라하이드로칸나비놀)와 CBD(칸나비디올)다.

THC는 환각 효과, CBD는 신경 안정과 항염·진통 효과 등이 있다.

CBD 성분이 뇌 노화와 노인성 치매를 예방하고 뇌전증 치료에 효과가 있다는 세계보건기구(WHO) 연구 결과로 인해 THC는 통증, 질환, 마취 등에 활용될 수 있으나 환각 작용으로 인해 그 사용이 제한적이지만 반면 CBD는 소아 뇌전증 치료제 등에 활용되고 있다.

특히 CBD는 의존과 남용 위험성이 없고 인체에 CBD성분에 대한 수용체가 있어 주목받는다.

세계보건기구(WHO)는 2018년 CBD 사용과 관련해 공중 보건 문제를 일으킬만한 증거가 없다며 규제 완화를 권고했다.

이에 유엔은 대마를 마약류 지정 4등급(가장 위험하고 의료적 가치가 없는 물질)에서 제외한 바 있다.

미국에서 개발된 소아 뇌전증 치료제 '에피디올렉스'가 CBD로 만든 대표적인 치료제다.

이렇듯 여러 연구 기관에서 대마에 함유된 CBD 성분 효능과 안전성이 밝혀지면서 많은 국가에서 규제 완화와 합법화를 진행하고 있다.

의료용 목적으로 대마 사용을 합법화한 나라는 캐나다·미국·독일·우루과이·남아프리카공화국 등 56개국이다.

대마의 세계 시장 규모는 344억 달러(약 44조 원)로 추산된다. 2024년 51조 원에 이를 것이란 전망도 나온다.

이 때문에 19세기 미국에서 금광을 찾아 서부로 몰려드는 현상을 뜻하는 '골드 러시(Gold Rush)'에 빗댄 '그린 러시(Green Rush)'라는 신조어까지 생겼다.

금빛이 아닌 초록빛(대마 산업)을 향해 사람과 자금이 몰린다는 뜻이다.

한국에도 '그린 러시' 바람이 불고 있다.

식품의약품안전처가 2024년까지 마약류 관리에 관한 법률(이하 마약류관리법) 개정으로 의료용 대마 제조와 수출 규제를 완화하기로 하면서 지자체마다 저환각성 대마인 '헴프(Hemp)' 산업화 경쟁에 속속 뛰어들고 있다.

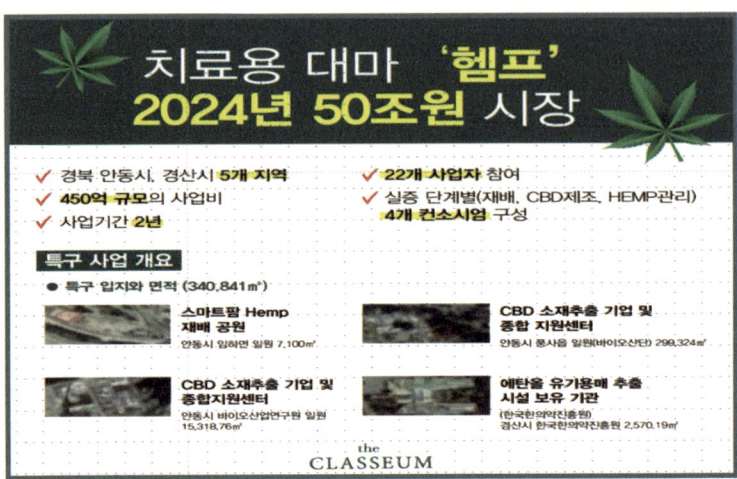
출처:http://gbhemp.kr/

경제학자들이 말하는 경쟁자 없는 시장, 즉 처음 개척한 블루오션과 경쟁자의 포화 상태인 레드오션의 장점을 모두 포괄하는 퍼플오션, 그리고 다른 오션들과는 달리하는 그린오션은 친환경 정책을 바탕으로 새로운 시장을 개척하고, 그 시장에서 부가가치를 창출하고자 하는 경영전략을 의미한다.

사실 환경문제가 심각해짐에 따라 환경오염을 막아야 한다는 공감대에서 비롯된 경제 개념이지만 이를 대마의 합법화가 가져올 경제 효과에 적용하면 어쩌면 가장 적합한 모델을 만들어 낼 수 있는 프로토콜이다.

대마는 식물로서 화학적인 약물과는 차별화되는 친환경적이며 에너지 절약에 의료재라고 할 수 있다.

이에 따라 그린오션 개념으로 많은 가능성과 잠재력을 가지고 있다고 하겠다.

더불어 탄소배출권 확보가 가능한 그린산업임을 부정할 수는 없다.

무엇보다 중요한 부분은 대마로부터 추출된 유효물질인 CBD는 희귀병 치료와 미용 제품에 널리 쓰이고 있으며, 세계적인 시장 규모를 확대하고 있다는 것이다.

대마 산업은 그린바이오 분야의 새로운 패러다임을 제시하고 있다. 대마 산업의 성장과 발전을 위해서는 정부와 기업, 연구기관, 민간단체 등의 협력과 지원이 필요하다. 또한 대마의 합법적인 이용과 마약류로의 남용을 구분하고, 사회적인 인식과 규제를 개선해야 한다.

앞으로 대마 산업의 방향은 그린오션으로서 많은 기회와 도전을 안고 있는 점에 주목하여 발전해 나가야 할 것이다.

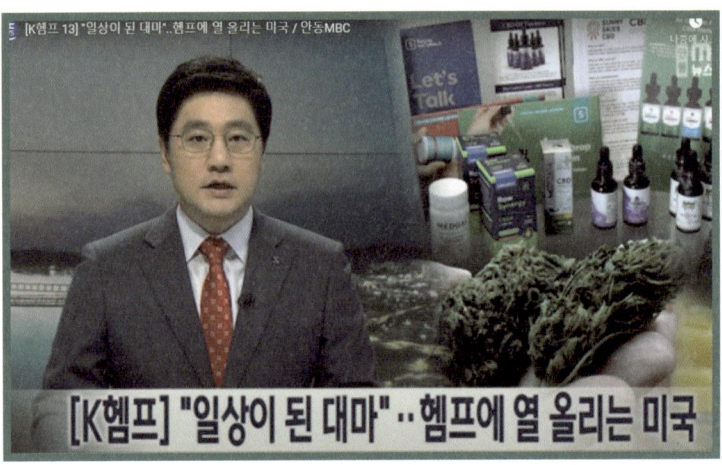

출처: [K헴프 13] "일상이 된 대마"..헴프에 열 올리는 미국 / 안동MBC

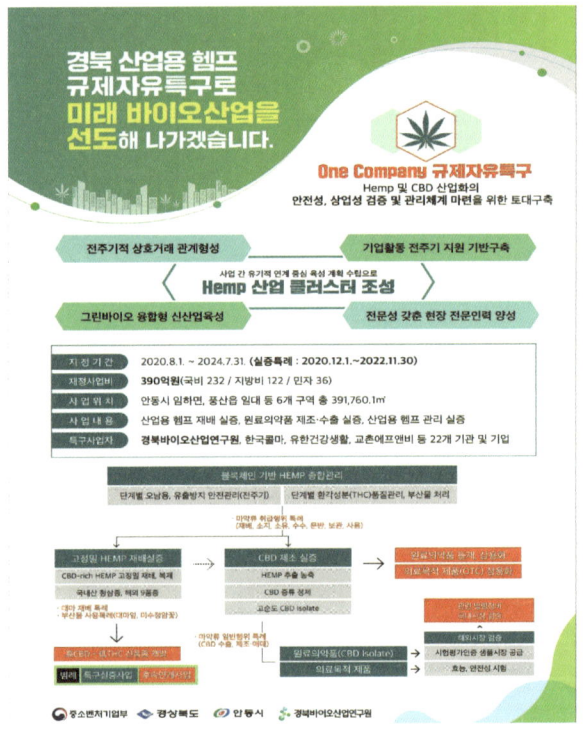

출처: 경향신문 11면 전면 지면광고, 2021년3월23일자

07. 풀어주는 만큼 촘촘한 제도를 마련하면 문제 없다고 생각한다.

2018년은 대마 산업의 부흥기였다.

많은 이들은 '대마'의 '부흥', 즉 불법의 부흥이라는 인식에 고개를 갸웃할 수도 있다. 하지만 대마 산업의 면면과 세계 산업의 동향을 살펴보면 고개를 끄덕일 수밖에 없을 것이다.

캐나다와 미국의 몇몇 주에서는 의료용에 이어 기호용 대마 사용을 합법화하기 시작했고, FDA(미국 식품의약국)는 처음으로 대마 치료제를 승인하기도 했다.

대마 관련주들의 인수합병이나 신규 상장 등 다양한 이슈도 있었다. 캐나다는 2001년 의료용 대마초를 합법화한 이후 2018년 10월 대마초 전면 합법화라는 초강수를 택했다. 대마와 관련된 암시장 규모가 걷잡을 수 없이 커진 이유도 한몫을 했다. 우루과이에 이어 세계 두 번째며, G7 국가 중에서는 최초다.

2019년 캐나다 대마초 시장은 이미 연내 6조원 규모로 성장하였고, 캐나다와 미국에 상장된 주요 대마 기업 34개 업체의 투자 가치가 큰 폭으로 상승하고 있다.

실제 캐나다의 대마초 회사 캐노피그로스는 2018년 11월 미국 콜로라도 기반의 마리화나 연구 기업인 에부(ebbu)의 자산을 2,500만 캐나다 달러에 인수하기도 했고, 캐나다 정부의 대마 전면 합법화를 앞두고 4조 4,000억 원을 투자받기도 했다.

대마 생산 스타트업중 하나인 플로우카나(Flow Kana)는 2018년 2,200만 달러의 자금을 조달했고, 의료용 대마 배달업체 이즈(Eaze)는 연간 1,800만 달러의 매출을 올리고 있다. 오로라, 틸러리 등 대마 관련 대기업들도 생산법 개발과 재배에 주력하고 있다.

이 같은 시류에 발맞춰 세계 마리화나지수는 빠르게 성장해가고 있다. 한 시장조사기관의 조사에서는 30%이상의 성장세가 예상된다는 발표가 있었다. 규모 역시 2023년에는 230억 달러에 달할 것이란 전망도 나왔다.

 미국도 15개 주를 비롯해 컬럼비아 특별구는 21세 이상이 마리화나를 오락용으로 사용할 수 있도록 허용하는 투표법이나 발의안을 통과시켰다. 의료용 마리화나를 합법화한 곳은 38개 주에 이른다.

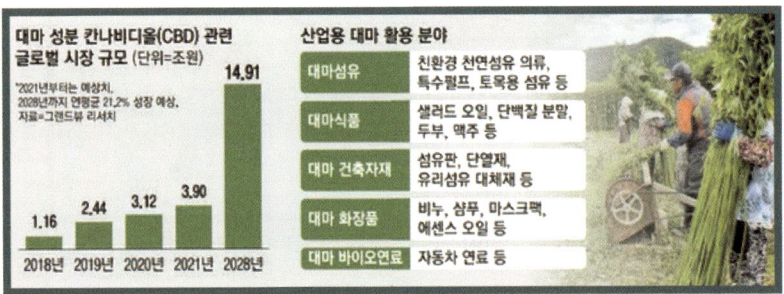

출처:https://wimarijuana.com/

 성장세에 비례해 시장 규모도 큰 폭으로 성장하고 있는 것이다.

 그동안 대기업은 연방정부 차원의 규제로 인해 대마초 사업 진출을 꺼려왔지만, 월스트리트 저널은 최근 들어 앞다퉈 대마 시장에서 사업 기회를 찾고 있다고 보도하고 있다.

우리나라의 한국투자증권 또한 합법화 추세에 따라 대마(마리화나) 시장 전망은 밝은 편이라고 보도하고 있으며, 2016년부터 2017년까지 합법적 대마 시장은 33%나 성장했고, 그 질적 팽창은 앞으로 더욱 커질 것이란 전망을 하고 있다.

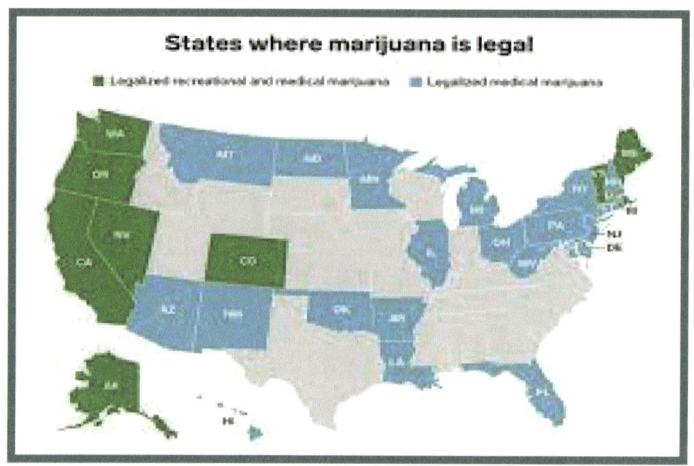

출처: Copyright© 매일경제 & mk.co.kr.

그동안의 대마는 범죄에 악용된다는 부정적인 이미지가 지배적이었지만, 최근 대마에 대한 규제가 완화됨은 물론 합법화의 움직임이 많아지자 각 분야의 기업은 물론 정부 차원에서의 투자가 이어지고 있다.

우리 한국 역시 이 같은 그린 러쉬 열풍에 몸을 실었다. 2018년 11월, 더불어민주당 신창현 의원이 대표 발의한 '의료용 대마 합법화법'이 통과됐기 때문이다. 해당 법은 '의료진은 치료 목적으로 대마를 처방할 수 있고, 환자는 처방받은 대마를 소지할 수가 있다'는 내용을 골자로 한다.

실제로 신경질환·면역질환·신경정신질환·통증·불면증 등 다양한 질환에 대마 성분이 약으로 쓰이는데, 1970년대에 대마 단속이 이뤄지기 전까지 대마 자체가 일종의 가정상비약으로 쓰였었다고 한다. 하지만 대마 등 마약에 대한 대대적인 단속 이후 우리나라에서 자취를 감췄던 대마는 최근 의료용 대마 합법화법 통과 이후 다시 주목받는 산업이 되고 있다.

다국적 대마 기업들이 국내 진출에 박차를 가하는 배경이기도 하다. 이제 대마의 더 많은 의료용 상용을 위하여 합법화의 구체적 세칙을 만들어야 하는 숙제도 안고 있다. 여전히 대마를 부정적으로 위험한 약재로 바라보는 시선이 바뀌기를 바라는 것이 아닌 실질적인 규제안을 제시하는 것은 어쩌면 당연한 수순이다. 의약품이라는 것은 대마뿐 아니라 기존의 약물의 오남용에 대한 법적 근거가 명확히 존재한다.

그에 맞는 제품개발, 사용 계층을 면밀하게 규정하는 준거를 마련하고 판매유통망 양성화 등을 적극적으로 추진해야 할 것이다. 음성적인 면을 부각하여 중독의 위험성에 대해 걱정만하고 있을 것이 아니라 현재 규명되고 있는 대마의 효능에 집중하여야할것이다. 그리고 이를 우리들에게, 특히 질병으로 고통받고 있는 환자들을 위해서 대마의 효용성의 극대화에 보다 초점을 맞추어야 하겠다.

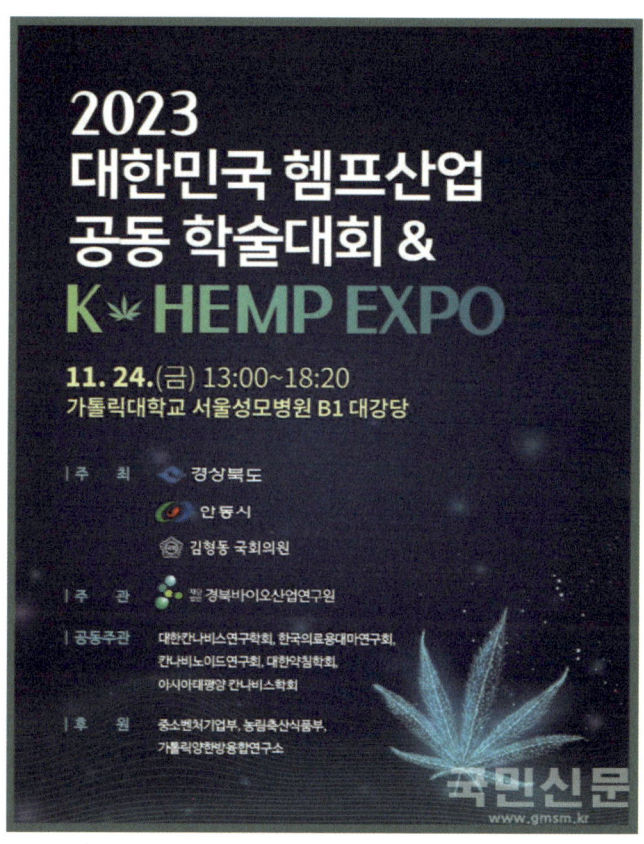

08. 건강한 100세,
고령화를 넘어 초고령화시대, 노화는 질병이다.

의료 대마는 인체에 미치지 않은 곳이 없다.

자신의 몸에 대한 예의라고 생각해 본다.

노령화를 지나 초고령화시대에서 노화를 질병의 관점으로 바라보는 것은 인류에게 건강한 100세라는 삶의 질을 제고하는 큰 혁신이 아닐 수 없다.

100세시대에 이어서 조만간 120세 시대가 도달한다고 한다.

이미 수명연장의 꿈을 이루고 있으나 인류에게는 안티에이징에 대한 염원 또한 만만치 않다.

즉 건강하게 백수를 누리는 것이야 말로 인류의 오랜 염원이다. 단순히 오래 사는 것보다는 '건강하게 장수'한다는 의미의 '건강수명'이 주목받고 있다.

100세를 살아도 병으로 수십 년을 누워 지내면 장수의 의미가 없다.

90세, 100세 시대는 건강수명이 핵심이다.

거동이 불편한 몸으로 오래 살면 본인도, 가족도 힘들 수 있다.

건강하게 오래 사는 건강수명의 비결은 사실 새로운 내용이 없다.

대동소이하게 수많은 정보의 홍수 속에 살아가는 현대인들은 저마다 건강하게 젊음을 유지하는 철칙 몇 가지 정도는 가지고 있으리라.

그러나 우리가 미처 경험하지 못했던 건강을 유지할 수 있는 의외의 방법이 있다면, 그리고 그 효과는 희귀병, 난치성 질병뿐만 아니라 피부병, 통증, 미용에도 탁월하다면 이를 마다할 사람은 없을 것이다.

이를 위해 어느 정도 촘촘한 법과 규제를 지키는 것은 당연하게 생각하지 않겠는가?

한약처방에 많이 응용되고 있는 대마는 마자인(麻子仁) 혹은 화마인(火麻仁)으로, 마자인 종자의 껍질을 제거한 것으로 법적으로 규제되지 않는다.

마자인은 성질이 평(平)하고 단맛을 띠며(甘味) 무독(無毒)하다고 하였다.

그 효능은 마른 것은 윤택하게 하고 장을 소통시켜 주고 혈액순환을 원활히 한다고 하여 난치성 변비, 소갈증, 각종 통증질환, 월경불순, 피부질환 및 이질 등에 널리 사용되었다.

최근 들어 마자인을 햄프씨드(Hemp seed)라고 하여 단백질 함량이 높고 식이섬유와 불포화지방산의 함량이 높은 슈퍼푸드로서 각광받고 있다.

이른 봄에 심은 것을 춘마자(春麻子)라고 하는데 알이 작고 독이 있다고 하였고, 늦은 봄에 심은 것을 추마자(秋麻子)라고 하며 약으로 쓰면 좋다고 하였고, 과다복용시 정기(精氣)가 빠져나가고 양기(陽氣)가 부족해진다고 주의를 하였다.

그 밖에도 대마는 부위에 따라 과거에는 다양하게 사용되어 왔는데, 삼잎인 대마초(大麻草) 혹은 마엽(麻葉)은 회충을 죽이는 작용이 있다고 하며, 마엽을 삶은 물로 머리를 감으면 머리가 길게 자라고 윤택해진다고 하였다.

또한 천식이나 오래된 기침(氣喘), 회충(蛔蟲), 진통작용(止痛), 마취(麻醉), 이뇨제(利尿)로 사용되었다.

대마의 뿌리는 마근(麻根)으로 난산(難産)과 태반이 나오지 않는 것(衣不出)을 치료하였고, 어혈을 풀고 석림(石淋)이 나오게 한다고 하였으며 복용 방법으로는 달여서 물을 마신다고 하였다.

대마의 껍질인 마피(麻皮)는 타박상 및 열림창통(熱痲脹 痛)을 치료하고, 대마의 꽃인 마화(麻化)는 마비증상(肢體 麻痺), 가려움증(遍身苦痒)에 사용되었다고 하며, 대마의 꽃 이삭(化穗)은 마분(麻蕡)이라고 하여 난산(難産), 변비(便秘), 통풍(痛風), 진광(癲狂), 불면(不眠) 등에 활용되었다.

이외에도 마의 의학적인 효능은 탁월하다.

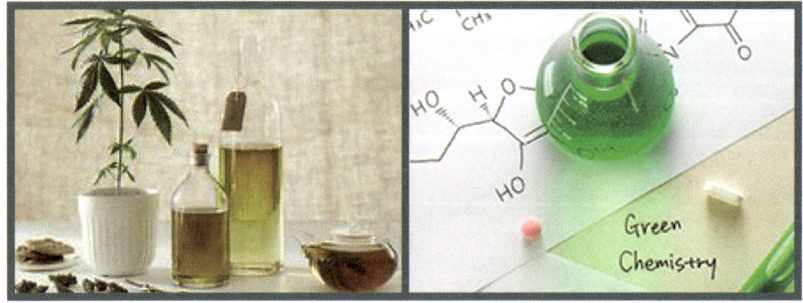

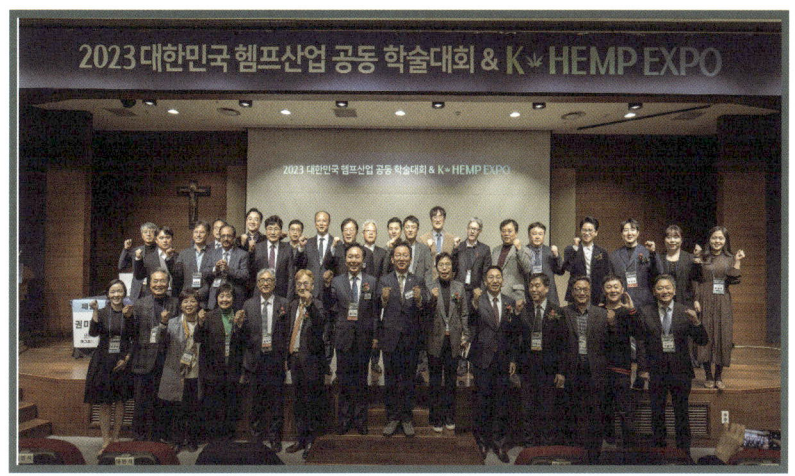

출처:http://gbhemp.kr/

　대마가 가진 효능은 우리가 알고 있는 건강한 100세를 위한 건강정보에 따른 주의할 주요 증상예방과 그 맥락을 같이하고 있음을 발견할 수 있다.

　예부터 장이 튼튼하면 장수한다고 하였다.

　이에 따르면 대마는 장기능과 심혈관기능을 비롯 당 독소 배출에도 탁월한 효과가 있음을 알 수 있다. 이와 같은 대마의 효능은 치료적 목적뿐만 아니라 우리가 건강하게 오래 살 수 있는 중요한 건강 기능 식품으로서 예방적 가능성에도 큰 의미를 가지고 있다고 하겠다.

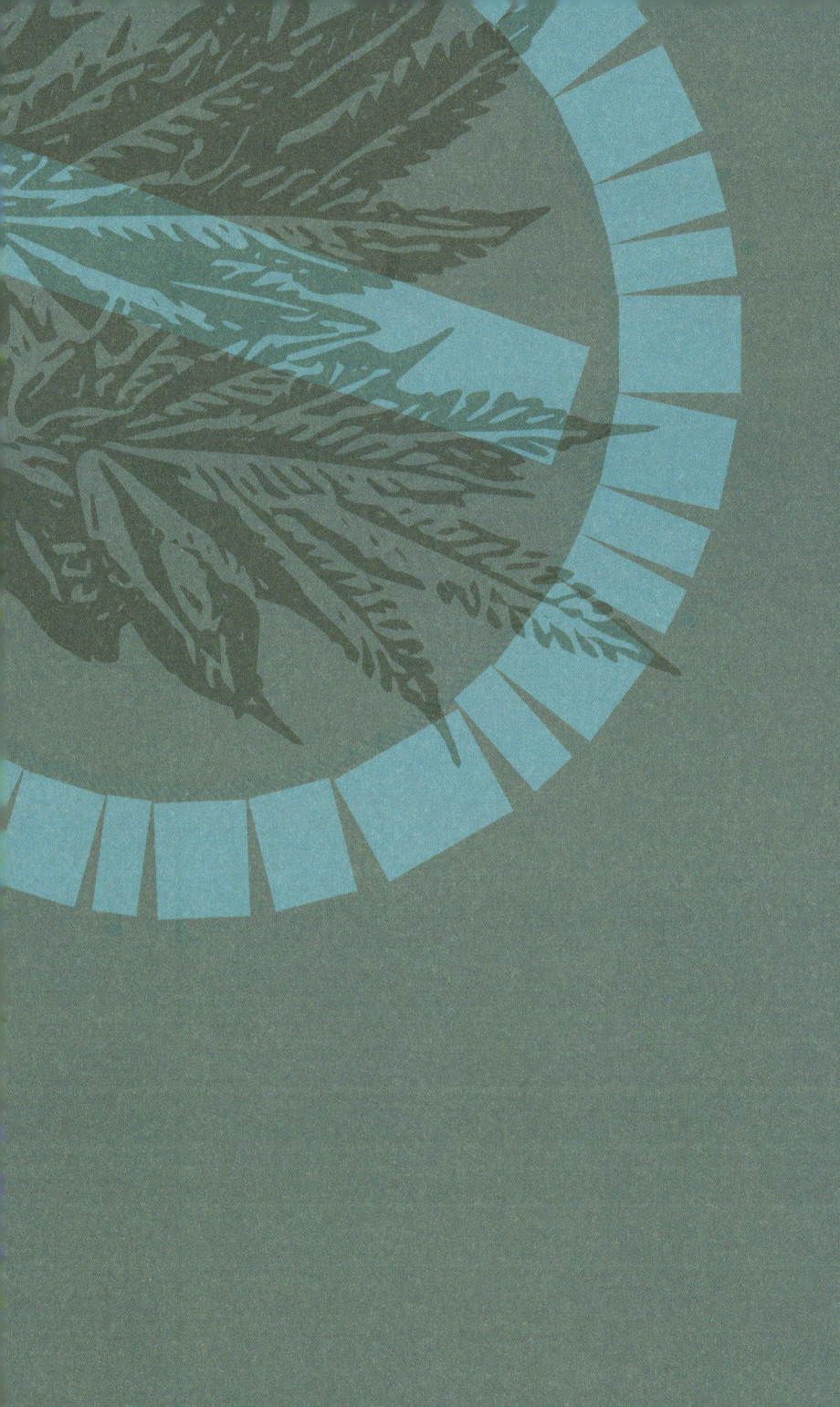

2장.
대마의 기초와 의료적 의미 제대로 알기

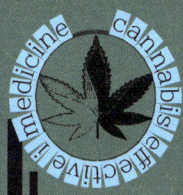

09. 역사 속 대마와 인류
10. 조금 더 자세히 알아보자, 대마의 성분
11. 동의보감에서도 다룬 대마의 효능
12. 의학에서 대마는 어떻게 응용하나?
13. 내인성 카나비노이드 시스템을 알면 대마의 오해가 풀린다.
14. 대마는 식물이다

09. 역사 속 대마와 인류

인류의 역사에서 대마는 아주 오래된 작물이다.

세계 문명의 근원지인 메소포타미아에서 대마를 재배하기 시작한 후, 대마는 동서양을 불문하고 어디에서나 재배되었다.

우리나라 또한, 예전부터 대마를 사용한 흔적이 있다. 하지만, 오늘날에 대마에 관한 신체적, 사회적 유해성에 관한 논쟁이 존재한다.

인류는 꽤 오래전부터 대마를 이용해 삼베와 기름을 얻고, 환각물질·약재 등으로 사용해왔다.

인류는 이 대마를 신석기시대 초기인 약 1만 2000년 전부터 재배해왔고, 중국이 기원이라는 연구결과가 있으며, 세계 문명의 근원지인 메소포타미아에서 대마를 재배하기 시작한 후, 대마는 동서양을 불문하고 어디에서나 재배되었다.

스위스 로잔대 연구팀을 필두로 한 국제연구팀은 야생 대마부터 삼베·약재용 대마 등 총 110개 품종의 게놈 분석을 통해 재배 기원을 밝혀냈고, 이를 과학저널 '사이언스 어드밴시스'(Science Advances)에 발표했다.

게놈 분석 결과를 바탕으로 대마 품종을 네개의 주요 그룹으로 분류했다.

이를 통해 삼베용과 약재용 대마의 초기 재배종이 약 1만2000년 전 기본 대마종에서 분리된 것을 확인했다.

이는 신석기시대 초에 이미 대마가 재배되기 시작한 것을 의미한다.

이와같은 신석기 시대 이전뿐 아니라 인류와 카나비스의 관계를 구석기시대로 거슬러 올라가보면, 가장 오래된 고고학 증거로는 타이완에서 발견 된 1만년 전 끈이다.

즉 인류는 튼튼한 마의 섬유로 끈이나 천을 만들었고 기름이 풍부한 씨앗을 먹었다.

카나비스가 의약품으로 사용된 최초의 예는 기원전 2700년 중국의 전설상의 제왕인 신농씨로 기록되어있다.

즉 신농씨가 알려준 여러 처방들이 구전돼 오다 200년 경 '신농본초경(神農本草經)'이라는 책으로 정리됐는데, 이 가운데 카나비스도 들어있다.

우리나라 또한, 예전부터 대마를 사용한 흔적이 있다.

하지만, 오늘날에 대마에 관한 신체적, 사회적 유해성에 관한 논쟁이 존재한다.

대마는 단일 종이지만 재배 방법이나 용도, 함유 성분에 따라 산업용 대마와 대마초용 대마로 구분할 수 있다.

자연 상태에서 자라거나 재배되는 대마에는 도취를 일으키는, 데트라하이드로칸나비놀(이하 THC)이라는 특별한 성분이 있다.

이 성분을 이유로 세계 거의 대부분의 나라에서 대마를 불법화하여 단속하고 처벌한다.

이에 과학자들은 대마에서 THC 성분을 아예 제거하거나 극미량만 함유하는 품종을 개발했다.

이렇게 생산된 대마는 오직 산업 용도로만 사용된다.

산업용 대마로 등록된 품종 이외의, 자연 상태의 대마나 THC 함량을 높여 개발한 품종은 모두 대마초용 대마라고 할 수 있다.

삼베나 약재 생산에 적합하게 품종이 개량된 건 약 4000년 전부터다.

삼베용은 줄기에서 최대한 많은 섬유를 얻을 수 있게 가지를 분화시키지 않고 크게 키웠다.

약물용의 경우 잎과 꽃에서 약재 성분인 '카나비노이드'를 최대한 많이 추출하기 위해 줄기 대신 가지를 분화시켜 재배한 것이다.

인류가 초기에 재배한 대마 품종은 '테트라하이드로카나비놀'(THC) 등 환각 물질이 적었지만, 품종 개량을 통해 약물용 대마는 환각 물질 함유량이 많아졌다.

환각용 대마에서 꽃잎을 말린건 마리화나(대마초), 꽃대 부분에 얻은 진액을 굳혀 '하시시'로 불린다. 목적에 맞게 품종이 개량된 뒤엔 중국에서부터 유럽과 중동 등지로 퍼져 나갔다.

이와 같이 동아시아는 여러 작물 종의 재배가 시작된 중요한 지역임을 보여왔고 대마는 또 하나의 증거가 될 수 있다.

기존 '대마의 중앙아시아 기원설'과는 차이가 있지만, 초기 고고학적 증거와는 일치한다는 연구 보고가 있다.

또 삼베용과 약재용 모두 중국 원시 품종의 고대 유전자 풀에서 갈라져 나왔으며, 최초 수천년 간은 다목적으로 재배했던 것으로 분석됐다.

약재로 사용한 것도 꽤 오래전으로 거슬러 올라간다.

중국을 비롯한 한국의 전통의학에서 대마를 약재로 사용한 역사는 매우 길다.

대마가 치료목적으로 사용된 최초의 예는 신농본초경(神農本草經)에서 등장하는 것으로 추정되며, 대마 씨(햄프씨드)가 장수에 효과가 있다고 하였다.

삼국지에서 화타(華佗)가 대마를 술에 달인 것으로 마취를 한 후 수술했다는 기록도 전해지고 있다.

과거 법적인 규제가 적용되지 않았던 시기에는 약 12,000년 동안 중앙아시아를 중심으로 열대지방과 온대지방에 걸쳐 널리 재배되었다고 알려져 있다.

기원전 6,000년 경에는 중국에서 식용으로 사용되었으며 기원전 4,000년 경에는 대마로부터 섬유를 얻어 사용하였다는 기록이 있으며, 중국 본초 서적에서는 기원전 2,727년 처음 대마를 의학적 용도로 사용되었다는 문헌이 있다.

이후 인도에서부터 무역을 통해 유럽으로 전해지며 대마는 의복 및 밧줄을 만드는 용도뿐 아니라 의학적 용도로 널리 사용되었다.

그러나 20세기에 이르러 대마는 환각작용 등 부작용으로 인해 국내뿐 아니라 대부분의 국가에서는 재배 및 취급을 엄격히 규

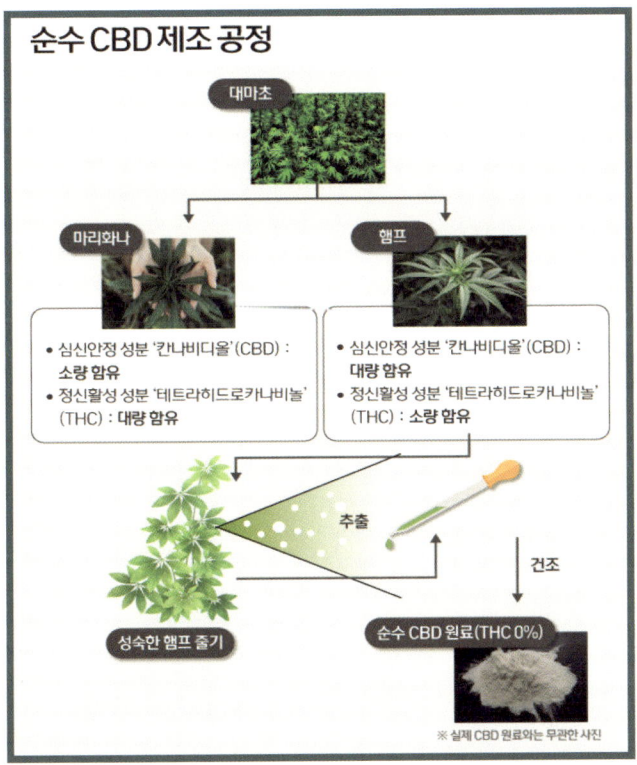

제하고 있다.

그러나 해외에서는 점차 대마의 뛰어난 약리작용에 대한 중요성이 인식되고 대마의 치료적 목적의 사용을 허용하자는 움직임이 늘고 있다.

현재 카나비스 의학 연구에서 가장 핫한 분야가 진통제다. 이처럼 오래 전부터 카나비스의 추출물은 의약품으로 쓰여 왔는데 20세기 들어 마약으로서의 부작용이 부각되면서 재배와 사용이 불법화됐다.

그 결과 다른 어떤 약용식물보다도 연구가 부진해 불과 50여 년 전까지도 카나비스에서 어떤 성분이 향정신성 작용을 일으키는지조차 모르는 상태였다.

미국, 캐나다, 영국 등 의료선진국에서는 대마의 의학적 효능을 밝혔고 세계보건기구(WHO)에서도 알츠하이머성 치매, 파킨슨질환, 뇌전증, 암, 우울증, 암성 통증, 자폐증, 불안장애, 트라우마 완화 등 수많은 질환에 대한 효능·효과를 입증한 바 있다.

또한 대마씨(Hemp seed, 마자인)는 필수아미노산과 필수지방산이 풍부해 미국의 암학회, 심장병협회, 뇌전증학회, 류머치스관절염학회 등에서 치료하는 슈퍼푸드로 선정하여 식품분야에서 각광을 받고 있다.

10. 조금 더 알아보자, 대마의 성분

칸나비디올(Cannabidiol)줄임말로, 대마초(Cannabis)의 일종의 헴프(Hemp)에 대량 함유된 성분인CBD의 의학적 근거를 보면 미국 데이비드 슈버트 박사는 알츠하이머 치매는 베타 아밀로이드(β-Amyloid) 단백질이 뇌에 과도하게 쌓이는 것이 원인인데 대마의 THC 성분이 아밀로이드 수치를 낮춰 주고 베타 아밀로이드 수치가 낮아지면 염증성 단백질 발현도 감소하여 염증과 뇌세포 사멸이 현저히 감소한다는 것을 밝혔고, 독일 짐머 교수는 나이가 들면 뇌에서 자연적으로 생성되는 칸나비노이드의 양이 감소하고 이후 뇌가 급격히 노화하는데 THC가 뇌 속

칸나비노이드를 모방해 뇌의 노화를 예방하고 인지능력을 회복시키는 작용을 한다고 밝혔다.

또한 영국의 뇌 전문가인 마이클 크로포스 박사는 CBD의 오메가-3(Omega-3)는 뇌 용량과 뇌 활동 촉진 등으로 노인성치매 예방 효과가 있다는 것을 규명했다.

이렇듯 대마가 인체에 작용하는 유효한 성분을 연구한 결과를 보면 알츠하이머성 치매, 파킨슨 질환, 신경보호, 항산화와 항암 효과, 산화스트레스 감소, 인지장애 감소, 관절염 예방과 항염증 효과, 암세포 성장 억제와 암성통증 효과, 심혈관질환, 간경변 진행 억제, 당뇨증상 완화, 백혈병 합병증 예방, 다발성경화증 진행 차단, 암환자의 오심(메스꺼움) 예방, 항우울과 항 불안 효과가 있을 뿐만 아니라 뇌전증, 드라베트증후군, 두세증후군, 레녹스-가스토증후군과 같은 희귀난치성질환 치료에도 효과가 있는 것을 밝히고 있다.

또 하나의 주요성분은 테트라하이드로칸나비놀(THC)의 줄임말로, 이 또한 대마초(Cannabis)에 함유되어있다.

글로벌 시장조사기관인 지비아이(GBI) 리서치에 따르면, 현재

전 세계에서 약 90가지 종류의 칸나비노이드가 개발 중이고, 주로 뇌 관련 질환을 대상으로 해서 대마초의 주요성분인 테트라하이드로칸나비놀(THC)과 칸나비디올(CBD) 성분을 이용한 의료목적의 연구가 많다.

대마초의 드로나비놀(Dronabinol)은 1985년 5월 FDA의 승인을 받은 성 분으로, 대마초(Cannabis sativa L)에서 발견된 칸나비노이드를 함유한 인조 화합물이다. 드로나비놀은 THC를 표준화된 농도로 함유하고 있으며 단기 기억상실, 행복감, 감각증가, 식욕증가 등 뇌의 다양한 효과를 유발하는 카나비노이드 수용체를 활성화시키고, 뇌의 구토 센터를 억제함으로써 메스꺼움과 구토를 예방한다고 보고되어 있다.

나빌론(Nabilone)은 1985년 FDA의 승인을 받은 성분으로, 대마초의 주요 향정신성 성분인 Δ9-THC의 합성형태이며, THC의 구조 및 약리활성을 모방하고 있다.

나빌론은 화학요법으로 인해 고통받는 환자들의 메스꺼움과 구토를 치료하는 데 사용되고 있다.

THC는 대마의 성분 중 사람의 심리적(정신적)인 부분에 효과를 내는 화학물질이다.

미국 국립약물남용연구소(NIDA)에 따르면, 신체가 자연스럽게 만든 카나비노이드 수용체와 매우 유사하다.

카나비노이드 수용체는 사고, 기억, 쾌락, 시간 지각 등과 관련된 뇌의 특정영역에 집중되어 있고,

THC는 이러한 수용체에 붙어서 활성화시키고 사람의 기억, 쾌락, 움직임, 사고, 집중력, 시간 지각 등에 영향을 미친다. THC는 주로 뇌 및 중추 신경계에서 발견되는 엔도칸나비노이드 (endocannabinoid) 계통의 칸나비노이드 제 1 수용체 (CB1)에 직접 작 용하고, 의료용 대마의 사용과 관련이 있는 '정신 자극 효과'는 CB1 수용체를 활성화시킴으로써 독점적으로 유발되는 것이다.

THC는 항정신성 효과가 있기 때문에 많은 국가에서 불법물질로 분류되어 있으며, 아직도 많은 국가에서 THC에 대한 많은 의학적 연구가 이루어지고 있다.

THC의 통증 완화 효과는 2013 년 FDA 승인 시험에서 확인되었다.

연구결과에 따르면 대마초 화합물은 중추 신경계의 경로를 활성화시켜 통증 신호가 뇌로 전달되는 것을 차단한다.

신경성 통증을 앓고 있는 사람들에게는 기화된 대마초의 형태로 THC(1.29 %)의 저용량이 주어졌을 때 통증 강도가 통계적으로 30% 감소하였다.

대마초는 전반적으로 임상 연구가 계속 제한되고 있지만 THC와 진통제 사이에는 긍정적인 상관관계가 존재한다는 것이 일반적으로 받아들여지고 있다.

THC는 뇌세포를 손상으로부터 보호하기 때문에 신경보호제로 분류되어야 한다는 주장과 관련 연구가 있다.

알츠하이머는 뇌에 베타아밀로이드(beta amyloid) 단백질이 과도하게 쌓이는 것이 원인이다.

베타아밀로이드 단백질의 응집체들은 뇌속 신경세포 간 의사소통을 방해하여 기억력 손실과 같은 알츠하이머 증상이 나타난다(BEC CREW, 2018).

연구에서 신경세포를 조작해서 베타아밀로이드를 많이 만들도록 하였고, 그 결과 증가한 베타아밀로이드는 염증성 단백질 발현을 높여 염증과 뇌세포 사멸을 가져왔다.

대마에 있는 THC성분은 엔도카나비노이드와 유사한 성분으로, 베타아밀로이드 수치를 낮춰주고 베타아밀로이드 수치가 낮아지면 염증성 단백질 발현도 감소해 염증과 뇌세포 사멸이 발생하지 않는다.

이는 알츠하이머 발병에 있어 대마의 THC를 이용한 새로운 치료법의 가능성을 높여주었다.

알츠하이머병의 특징을 둔화시키거나 중지시키는 것과 관련하여 Δ9-테트라하이드로칸나비놀 (THC)의 잠재적인 치료 특성을 조사하기 위한 연구에서 THC의 저용량은 미토콘드리아 기능을 향상시킬 수 있으며 미토콘드리아 기능의 멜라토닌 향상을 억제하지 않는다고 밝혔다.

또한 THC가 여러 기능과 경로를 통해 알츠하이머병의 잠재적 치료적 치료 옵션이 될 수 있음을 강력히 시사하였다.

이외에도 신경퇴화 예방, 정신분열증 치료, 신경세포 손상 보호 및 뇌졸중 치료, 척수질환 근육경련 개선 등에 의학적 효능과 효과성이 규명됐고 현재도 국가별 다양한 연구가 활발하게 이루어지고 있어 향후 의료난제 해결에 큰 변혁이 기대된다.

이러한 효능과 효과를 인정받아 미국, 캐나다, 영국, 독일 등 선진국에서는 대마의 주성분인 THC와 CBD 성분을 추출하여 다발성경화증 치료제(Sativex)와 뇌전증 치료제(Epidiolex) 등을 개발하여 현재 세계적으로 상용화되고 있다.

대마의 안전성 문제에 대해 세계보건기구(WHO)는 CBD의 경우 향정신성 약물 특성을 갖고 있지 않아 남용과 의존 가능성이 없어 안전하다고 입증했고 미국 국립약물중독연구소(NIDA)의 약물의 위험도 비교 분석결과에서도 대마는 담배의 니코틴, 헤로인, 코카인, 알코올, 심지어는 커피보다 의존성이나 금단증상, 내성, 강화성, 중독성 모두가 덜 치명적이다'라고 밝혀, 안전성과 유효성 대하여는 이미 의료선진국에서 규명했다.

대마의 효능과 유익성에 시야를 넓혀 항바이러스 개발 등 '혁신형 묘약' 개발에 집중해야 할 것이다.

11. 동의보감에서 대마의 효능

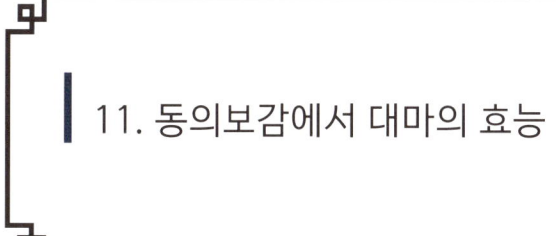

 먼저 우리는 중국 최초의 약리학 서적인 '신농본초경'에서는 대마 씨(햄프씨드)가 장수의 효과가 있다는 것을 알아보았다.
 실제로 '불로상생'은 아니지만 좋은 효능이 있음을 알 수 있나.
 그렇다면 우리나라의 동의보감에서는 이를 어떻게 다루었는지 알아볼 필요가 있겠다.
 동의보감에서는 당뇨병, 심장병, 관절통, 마비, 신경통, 위장관, 혈액 및 소변 증강 등 유익한 효과가 있는 것으로 기록되어 있으며, 무병장수한다고 한다.

실제로 당뇨병 예방 및 치료에 효과적이며 혈액 순환을 촉진하고 개선하는 데 도움이 된다고 한다. 동의보감에서 말하는 삼씨는 삼과에 속하는 1년 생 나무로서 키는 2~3m정도 잎은 7~9갈래로 작은 잎은 피침형에 잔 톱니가 있다. 이와 같은 삼씨는 대마씨를 말한다.

동의보감에서 전하는 대마씨의 효능은 다음과 같다.

- 심한 갈증에는 껍질 벗긴 삼씨를 삶아 자주 마시면 좋다. 이 처방은 당뇨병이 예방과 치료에 좋다.
- 3개월 이상 생리통 에는 껍질 벗긴 삼씨 2되 (약600g)에 복숭아씨 75g을 술에 담아 식전에 1잔씩 복용해도 좋고, 술을 하지 못할 때는 온수에 복용하여도 좋다.
- 요통(허리)과 사지마비 (중풍)에는 삼씨 300g을 곱게 갈아 600g의 물을 붓고 쌀을 넣어 죽을 쑤어 파와 후추 및 소금으로 양념하여 1일 3회 씩 장복하면 좋아진다.
- 위장과 각종 신경통 (류마치스관절염)에는 내로 익기환을 만들어 복용하여 치료를 한다.
- 내로 익기환은 껍질 벗긴 삼씨와 검은콩을 2:1로 섞어 은근

한불에 볶아서 고운가루를 만들고 이 가루를 꿀에 개어서 녹두알 정도의 환약을 만드는데 이것을 내로 익기환이라 한다.

- 내로 익기환을 1일 3회 온수로 50알씩 장기 복용하면 기력을 돕고(면역력) 대소변을 이롭게 하며(변비-다이어트) 건강장수에 효과가 좋다.

이외에도 대마씨는 자연에서 가장 좋은 식물성 단백질 공급원 중 하나라는 사실은 잘 알려지지 않았다.

천연 및 비건 공급원에서 단백질 섭취를 늘리고 싶다면 대마씨앗이 이상적이라는 말이다.

사실 대마씨 단백질 분말은 최고의 채식 단백질 분말이라고 할 수 있는데,

인체가 스스로 생성할 수 없는 9가지 필수 아미노산을 포함해 20개의 아미노산을 포함하고 있어 반드시 식단에서 얻어야 한다.

대마씨는 단백질 식품의 강국일 뿐만 아니라 자연적으로 오메가 지방과 섬유질이 풍부하여 다른 많은 단백질 분말보다 건강한 식물성 단백질이라고 할 수 있다.

뿐만 아니라 대마씨는 피로를 개선하고 면역 체계에 긍정적인 영향을 미치는 것으로 밝혀졌다.

대마씨앗은 재배할 수 있는 다양한 대마로 식물줄기나 씨앗에서 생산되는 섬유질의 품질을 극대화할 수 있다.

대마 식물은 주로 섬유 강도와 약용 가치로 인해 수천 년 동안 사람들에 의해 재배되어 왔다.

다른 의미에서 살펴보자면 신종인플루엔자 치료제로 유명한 타미플루는 팔각회향이라는 중국의 천연물질을 활용, 개발돼 큰 성공을 거두었다.

아스피린, 탁솔도 천연물을 기반으로 한 치료제다.

일본에선 천연물질을 이용해 고지혈증 치료제 메바로친과 면역억제제 프로그랍을 개발했다.

세계 최초 항생물질인 '페니실린'도 푸른곰팡이에서 발견했다.

1940년대부터 현재까지 개발된 175개의 소분자 항암제 중 약 75%가 천연물이다.

하지만 최근 몇 년 동안 대부분 대형 제약사는 천연물 신약 개발을 중단했거나 관련 연구비를 축소했다.

신약 개발에서 천연물은 극히 낮은 수요와 물질 공급이 어렵기 때문이다. 복잡한 화학구조로 합성이 어렵다는 것도 문제로 지적됐다.

이런 상황에서 2023년 4월 보건복지부 등 11개 부처는 공동으로 보건의료기술육성 기본계획을 발표했다.

이 계획안의 골자는 천연물 신약의 개발 및 사업화다.

천연물은 동의보감·명심보감을 통해 이미 경험적인 안전성과 유효성이 입증했다.

독성이 낮다는 확실한 장점이 있다.

이에 따라 의료용 대마 추출물을 활용해 알츠하이머와 파킨슨병, 류마티스관절염 등 다양한 질환의 치료 효능을 연구하고 있다.

대마 줄기에서 추출한 물질, 즉 대마 줄기에서 찾아낸 칸나비노이드 유도체 2종(KMS-C1023 및 KMS-C-1056)에 대해 쥐와 제브라피쉬 등의 동물에서 알츠하이머 치료 효능을 확인하기 위한 약력학적 연구를 두루 수행하고 있다.

알츠하이머를 적응증으로 전임상에 진입을 목표로 하고 있다.

동의보감에서는 "마분을 '성질이 평(平)하고 맛이 맵고 독이 있다. 적을 헤치고(破積) 비증(痺證)을 낫게 한다. 가루로 먹는데 많이 먹으면 미친다"라고하여 그 독성에 대해 주의를 하였다.

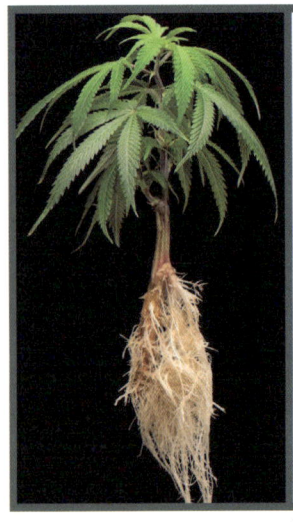

- 치료를 위해 사용되어 온 뿌리
- 수세기동안 열, 염증, 화상, 종양, 감염, 위장 문제를치료하기위해 사용함
- 카나비노이드를 포함하지는않지만, 프리델린과 에피프리델라놀과 같은 화합물이 풍부함
- 에피프리델리놀은 노화방지의특성을 가지고 있음

출처: http://gbhemp.kr/

12. 의학에서는 대마를 어떻게 응용하나?

'대마에 들어있는 특정 물질은 환자를 치료하는데 쓰이기도 한다는 것은 중국의 본초와 한국의 동의보감에 의해 익히 설명한 바 있다.

일부 나라에서는 대마를 약으로 쓰기 위한 연구가 활발히 이루어 지고 있음에 주목할 필요가 있다.

앞서 기술한 대마의 주요성분인 CBD는 THC와 함께 대마의 꽃과 잎에 주로 들어있는데, 이 CBD 오일이 뇌전증 환자의 발작 증세에 즉각적인 효과를 보이면서 대마 관련 연구가 암 환자 등으로 확대되고 있다.

아직까지는 THC는 마약으로 분류되어 있지만, CBD는 뇌전증, 알츠하이머, 파킨슨병, 우울증 등 다양한 질병에 효과가 있다고 알려져 있다.

따라서 일부 나라에서는 의약용 대마와 오락용 대마에 대한 법적 규제를 완화하거나 폐지하고 있다.

대마의 의학적 효과를 적극적으로 홍보하고 있는 Green Flower에서 게재한 내용에 의하면 현재 미국인의 24 % (2440만 명)가 외상후스트레스 장애(PTSD)로 고통받고 있는 것으로 추산된다고 주장한다.

외상후스트레스장애(PTSD)에는 심한 불안, 우울증, 불면증, 악몽같은 증상이 포함될 수 있으며, THC는 PTSD에 대한 매우 효과적인 치료가 가능하다고 밝혔다. 일부 정신과 의사는 THC가 PTSD의 유일한 치료제라고 주장하기도 한다.

PTSD로 고통받는 사람들을 위해서 THC의 사용은 병을 치유하고 균형을 찾는 데 필요한 치료방법이라 할 수 있다고 밝혔다.

CBD(cannabidiol)는 칸나비스 식물에서 발견되는 400여 종의 칸나비노이드(cannabinoids) 중 하나인 칸나비디올

(Cannabidiol)의 머리글자이다.

CBD는 많은 질병의 치료제로 사용된다.

대마에서 발견되는 칸나비노이드는 104가지 화합물중 하나로 알려졌다.

과거의 연구에서 CBD는 중독성 없이 많은 건강 효능을 보여주었다.

또한 CBD는 THC와는 달리 정신을 자극하지 않는다.

이런 특성으로 인해 CBD는 대마나 특정 의약품처럼 정신을 자극하지 않고 진통효과 및 기타 치료효과를 기대하는 사람들이 많이 선호한다.

CBD 오일은 통증완화, 불안감과 우울증 감소, 암과 관련된 증상의 완화, 여드름 제거, 신경보 호, 심장건강, 당뇨병, 고혈압, 알츠하이머 치매 등에 효과가 있다는 연구 결과가 보고되고 있다.

최근 연구에는 CBD가 심장 및 순환기 계통 등과 고혈압을 낮추는 능력 등 여러 효능과 관련이 있다고 했다.

고혈압은 뇌졸중, 심장마비, 대사증후군 등 여러 건강 상태의 고위험 군과 관련이 있으며, CBD가 고혈압을 위한 자연적이고 효과적인 치료제일 수 있다.

이와같은 연구에서는 건강한 남자 10명을 CBD오일 600mg을 1회 투여하고 위약과 비교한 결과 휴식기 혈압을 감소시키는 것으로 나타났다.

일반적으로 남성에게 일반적으로 혈압을 증 가시키는 스트레스 테스트를 제공했는데, 결과는 정상 혈압보다 더 낮게 혈압이 증가하였다.

연구원들은 CBD의 스트레스 및 불안감을 감소시키는 특성이 혈압을 낮추는데 효과가 있다고 하였다.

또한 몇 가지 동물 연구 결과 CBD가 강력한 항산화 및 스트레스를 감소시키는 특성으로 인해 심장 질환과 관련된 염증 및 세포사멸을 감소시키는 데 도움이 될 수 있음을 입증했다.

CBD에서 가장 많이 연구된 것중 하나는 다발성경화증이나 뇌전증이나 같은 신경계 질환 치료에 있다.

비교적 새로운 분야이지만, 여러 연구 결과는 비교적 효과성을 보장하고 있다.

THC와 CBD로 구성된 구강 스프레이인 Sativex는 다발성경화증 환자의 근육 경련을 줄이는 안전하고 효과적 방법이라 발표되었다.

연구에 따르면 Sativex는 다발성경화증 환자 276명 중 약 75%가 경련을 호소하고 약물에 내성이 있는 근육경련이 발생한 것으로 나타났다.[1]

비슷한 맥락에서 다른 연구에서는 심각한 뇌전증 환자 214명에게 CBD 오일 0.9-2.3g (체중 2-5g/kg)을 투여하였더니 발작이 36.5% 감소한 것으로 나타났다.

또 다른 연구에서는 CBD오일은 소아 뇌전증인 드라베트 증후군(Dravet syndrome)을 가진 어린이의 발작을 현저히 감소시키는 것으로 나타났다.[2]

그러나 이 두 연구에서 몇몇의 사람들은 부작용(경련, 발열 및 설사)을 경험한 것으로 나타났다.

CBD는 또한 다른 여러 신경계 질환 치료에 잠재적 효과에 대한 연구가 진행되었는데, 파킨슨병 환자의 삶의 질과 수면의 질

---

1. Blake DR, Robson P, Ho M, Jubb RW, McCabe CS. Preliminary assessment of the efficacy, tolerability and safety of a cannabis-based medicine (Sativex) in the treatment of pain caused by rheumatoid arthritis. Rheumatology (Oxford). 2006 Jan;45(1):50-2. doi: 10.1093/rheumatology/kei183. Epub 2005 Nov 9. PMID: 16282192.
2. FDA NEWS (June 25, 2018)

이 향상된다는 연구결과가 있고, 동물 실험 및 시험관 연구에서는 염증을 감소시키고 알츠하이머병과 관련된 신경 퇴행을 예방할 수 있음을 보여주었다.

최근에 과학자들은 CBD등 대마의 특정 구성요소가 통증완화 효과를 담당한다는 사실을 발견하였다.

우리 몸에는 통증, 면역체계 반응, 수면, 식욕 등 다양한 기능 조절에 관여 하는 체내 칸나비노이드체계(endocannabi noid system, ECS)라는 특수 체계가 있다.

우리 몸은 체내칸나비노이드(endocannabinoids)를 생산하는데, 이는 신경계의 칸나비노이드 수용체에 결합하는 신경전달물질이다.

(Clementino Ibeas Bih외 5명, 2015) 연구에 따르면 CBD는 체내 칸나비노이드 수용체 활동에 영향을 미치고, 염증을 줄여주며, 신경전달물질과 상호작용을 하여 만성통증을 완화하는데 도움을 줄 수 있다고 밝혔다.

또한, CBD와 THC의 병합요법이 다발성경화증 및 관절염 관련 통증치료에 효과적이라는 연구결과가 있다.

THC와 CBD가 혼합된 Sativex라는 구강 스프레이는 다발성 경화증 관련 통증치료를 위해 여러 국가에서 승인되었다.

다발성경화증환자 47명을 대상으로 한 연구에서 Sativex로 치료한 환자는 위약군에 비해 통증, 보행, 근육경련이 크게 개선되었다고 밝혔 고, 또 다른 연구에 따르면 Sativex는 류마티스 관절염이 있는 58명의 활동 중 통증, 휴식 시 수면 및 수면의 질을 크게 향상시켰다.

우울증과 불안은 건강과 복지에 치명적 영향을 줄 수 있는 정신건강 장애이다.

세계보건기구(WHO)는 우울증은 전 세계적으로 장애를 일으키는 가장 큰 원인 중 하나이며 불안 장애는 6위라고 밝혔다.

불안과 우울증은 일반석으로 불면증, 성기능 장애, 졸음, 동요, 두통 등 많은 부작용을 일으킬 수 있는 성분이 포함되어 있는 의약품으로 치료되고 있다.

중독성이 있는 벤조디아제핀과 같은 약물은 약물남용을 일으킬 수 있는 원인으로 지목된다.

많은 사람은 CBD오일이 울증과 불안증에 대한 치료제로서의 가능성을 보여줌에 따라 자연적 접근에 관심을 갖게 되었다.

한 연구에서 사회불안 장애환자 24명이 대중연설 테스트 전에 600mg의 CBD 또는 위약을 받았고, CBD를 받은 그룹은 위약군에 비해 불안감, 인지 장애 및 불쾌감이 유의하게 적었다고 한다. 또한 CBD오일은 PTSD(외상 후 스트레스장애)를 가진 아이들의 불면증과 불안증을 안전에 제한을 둔 연구에서 사회불안 장애환자 24명이 대중연설 테스트 전에 600mg의 CBD 또는 위약을 받았고, CBD를 받은 그룹은 위약군에 비해 불안감, 인지 장애 및 불쾌감이 유의하게 적었다고 밝혔다.

또한 CBD오일은 PTSD(외상후스트레스장애)를 가진 아이들의 불면증과 불안증을 안전하게 치료하는 데 사용되어 왔다.

CBD는 여러 동물실험에서 항우울제와 유사한 효과를 나타냈으며, 이러한 특성은 분위기와 사회적 행동을 조절하는 신경전달물질인 세로토닌에 대한 뇌의 수용체에 작용하는 CBD의 능력과 관련이 있다고 밝혔다.

CBD는 메스꺼움, 구토, 통증 등 암 치료에 따른 암 관련증상 및 부작용을 줄이는 데 도움이 될 수 있다.

한 연구에서는 진통제 복용을 경험하지 않은 암 관련 통증 환자 177명을 대상으로 CBD와 THC의 효과를 조사하였는데, 두 화합물을 모두 함유한 추출물로 치료한 환자는 THC 추출물만을 투여한 환자에 비해 통증이 유의한 수준을 보이며 감소했다고 밝혔다.

또한 CBD는 암 환자에게 가장 흔한 화학요법과 관련된 부작용 중 하나인 구토와 메스꺼움을 감소시키는데 도움이 될 수 있고, 이 증상을 완화시키는 약이 있지만 때로는 효과가 없어 일부 사람들이 대안을 찾게 되었다.

화학요법을 받는 16명의 환자를 대상으로 한 연구에서 구강 스프레이를 통해 CBD와 THC를 1대 1로 병합하면 화학요법과 관련된 구역 및 구토가 표준 치료 단독보다 감소한다는 사실이 발견되었다.

일부 동물실험에서도 CBD가 항암 작용을 나타낼 수 있음을 보여 주었다 예를 들어, 농축 CBD가 사람의 유방암세포에서 세포사멸을 유도한다는 연구 결과가 발표되었으며 타 연구에서는 CBD가 쥐에서 공격적 유방암 세포 확산을 억제하는 효과가 있음을 보여주었다고 한다.

 전반적으로 CBD가 암 치료와 관련된 증상을 줄이는데 도움이 되며, 암 예방의 효과를 가진다는 연구결과가 발표되긴 하였으나, 그 효능과 안전성을 평가하 기 위해서는 확실한 입증과 임상이 필요한 상황이다.

 THC와 마찬가지로 CBD는 알츠하이머를 억제하거나 치료할 수 있는 효과가 있다는 연구결과가 제시되었으며(William H Hind.Timothy J Engl and.Saoirse E O'Sullivan, 2016), CBD가 치매 최초의 원인인 혈-뇌 장 벽의 치료와 보호가 가능하다는 연구결과가 나왔다.

 연구에서 생체 및 시험관 연구는 뇌졸중 모델에서 경색 크기를 감소시키고 수많은 질병 모델에서 상피 장벽 손상을 감소시키는데 있어서 CBD의 보호효과를 입증하였다.

 여드름은 인구의 9%이상에 영향을 주는 일반적 피부 질환으로 염증 및 피지의 과다 생성 , 유전적 요인, 박테리아 등 여러 요인들로 인해 발생한다.

 연구 결과에 따르면 CBD 오일은 피지 생성을 감소와 항 염증

성분을 가지고 있어 여드름 치료에 도움이 된다고 알려져 있다.

CBD오일은 피지선 세포가 과도한 피지 분비를 방지하고 항염 작용을 하며 염증성 사이토카인과 같은 여드름 활성 요인을 방지한다고 밝혔다.

이뿐 아니라 칸나비디올(Cannabidiol, CBD)은 행동장애를 치료하는 효과가 있는 것으로 알려졌으며, 외상후스트레스장애(PTSD), 일반불안장애(GAD), 공황 장애(PD), 강박장애(OCD) 및 사회적불안장애(SAD)를 비롯한 여러 장애 와 관련된 불안행동감소에 대해 효능이 입증된 바 있다.

사람에 대해서는 결과에서는 CBD가 불안 완화 역할을 하지만, 현재 급성 투여에 국한되어 있으며, 임상에 대한 실적은 미비하다는 걸 밝혀둔다.

하지만 이렇듯 다기능적 효과에 대해서 수많은 연구와 임상이 실행되고 그 효과성을 밝히고 있다는 것에 의미를 가질 필요가 있으며 이는 대마의 의학적 효능에 대해 의학계의 새로운 패러다임을 구축해야 할 필요성에 주목해야 할 것이다.

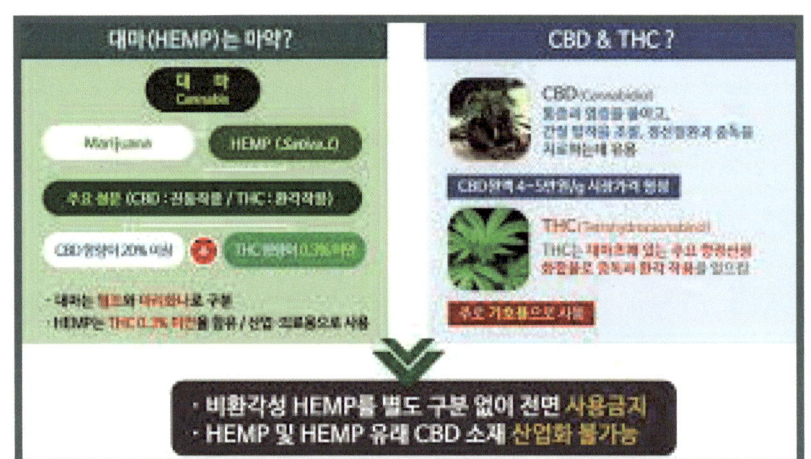

13. 내인성 카나비노이드 시스템을 알면 대마의 오해가 풀린다.

　내인성 카나비노이드 시스템 (Endocannabinoid System, ECS)은 인체의 여러 장기와 조직에서 발견되는 신경계의 부분이다. ECS는 카나비노이드 수용체 (Cannabinoid Receptors), 엔도카나비노이드 (Endocannabinoids) 그리고 카나비노이드 분해 효소 (Cannabinoid Degrading Enzymes)로 구성된다.
　인체의 카나비노이드(칸나비노이드) 수용체는 1990년대에 발견되었다.
　카나비노이드(cannabinoid) 수용체가 처음으로 밝혀졌을 때는 우리 몸에서 만들어지지 않은 분자와 결합하는 것으로 알려졌었다.

그 이후에 뇌에 존재하는 내인성 카나비노이드(endocannabinoid)가 발견되었다.

카나비노이드와 그 수용체는 조절 시스템으로써의 역할을 하고 있으며, 시냅스 전달(synaptic transmission)에 대한 영향을 통해서 다양한 자극인자에 대한 우리 몸의 반응을 조절한다.

쥐 뇌를 이용한 실험을 통해서 내인성 카나비노이드가 자가 억제성을 지닌 특정 종류의 신피질 중간 신경원(neocortical interneuron)에 대한 기능이 밝혀지게 되었다.

그 결과는 체내에서 만들어내는 이러한 수용체에 영향을 미치는 내인성 카나비노이드 화합물의 발견으로 이어진다

이스라엘의 화학박사 닥터 하누스는 인체 기능이 DNA에 따라 움직이는데 이런 인체의 기능이 엔도칸나비노이드 시스템(EndoCannabinoid System;ECS)에 의해서 작동됨을 알아냈다.

우리 체내에 항상성을 잃었을 때 대마에 대한 특정 수용체(CB1, CB2)로 구성된 엔도칸나비노이드시스템(ECS)이 인간의 감정이나 불안뿐만 아니라 흥미롭게도 염증과 면역 반응을 변화

시키는 것으로 알려져 있다.

이 시스템의 주요물질은 엔도칸나비노이드인데, 대마의 칸나비노이드 물질과 화학적 구조와 기능이 동일해 우리 몸을 항상 일정하게 조절함으로써 최적의상태를 만들어 항상성(恒常性)을 유지할 수 있게 해 준다.

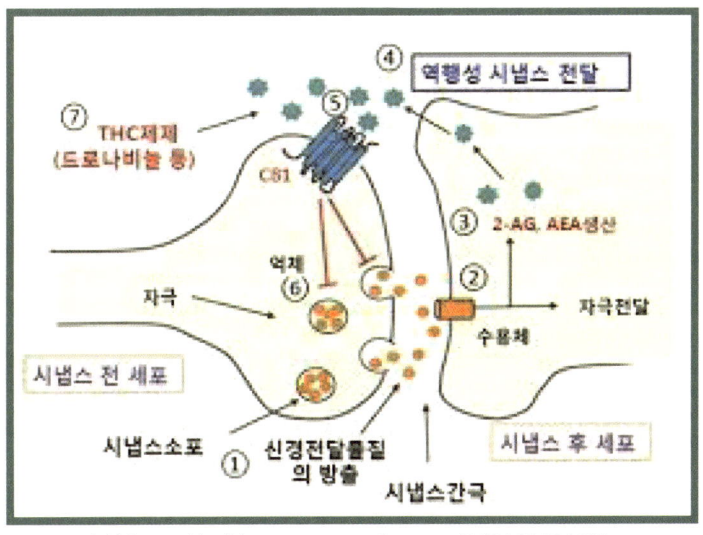

출처:https://m.blog.naver.com/ranman/222028204258
출처: https://m.blog.naver.com/estrano

엔도칸나비노이드는 우리 몸에서 자연적으로 발생하는 물질로 신경계, 면역계, 내분비계 등을 항상 일정한 상태로 유지시켜 주는 신경전달 물질 중 하나이다.

우리 몸이 엔도칸나비노이드를 충분히 분비하지 못하게 되면 세포가 손상되어 각종 질병에 쉽게 노출될 수 있다.

이때 대마 속에 함유돼 있는 칸나비노이드가 엔도칸나비노이드 시스템(ECS)의 불균형으로 무너진 항상성을 복원시켜 각종 질병을 치료하는 효과를 보이게 한다.

한마디로 표현하면 우리 몸에 존재하는 엔도칸나비노이드를 자물쇠에 비유한다면 대마 속에 함유되어 있는 파이토칸나비노이드는 열쇠에 해당된다.

엔도카나비노이드 시스템의 발견은 상당히 최근의 일이지만, 유전적으로는 6억 년이 넘었다.

인체의 카나비노이드 수용체는 1990년대에 발견되었다.

이로 인해 인체가 내인성 카나비노이드인 화합물을 생산하고 이것이 수용체에 영향을 미친다는 점 또한 발견된 것이다.

엔도카나비노이드 시스템은 호흡기, 소화기, 면역 및 심혈관 시스템과 같은 다른 신체 시스템 간의 통신을 조절하는 것으로 밝혀졌다.

엔도카나비노이드 시스템은 피부를 포함한 모든 장기에서 발견되는 수용체를 통해 이를 수행한다.

엔도카나비노이드 시스템은 오케스트라의 지휘자와 같아서 인체의 장기를 오케스트라라고 비유한다면 엔도카나비노이드 시스템이 제대로 작동하지 않으면 인체는 건강할 수 없다는 말이다.

신체는 대마초에서 발견되는 것과 구조적으로 유사한 카나비노이드를 생산한다.

그리고 카나비노이드로부터 양분을 얻는다.

즉 신체가 모든 단일 수용체를 먹일 만큼 충분한 양을 생산하지 않으면 다양한 질병 및 질환이 발생할 것이다.

두 가지의 주요 엔도카나비노이드 시스템 수용체에는 카나비노이드 수용체 타입 1(CB1)과 카나비노이드 수용체 타입 2(CB2)가 있다.

CB1은 일반적으로 주로 뇌에, CB2는 주로 면역계에 있는 것으로 생각되지만, 실제로 두 가지 유형의 수용체는 전신에서 발견된다.

신체가 생산하는 두 개의 카나비노이드 중 하나는 아난다마이드(anandamide)라고 불리는데, 산스크리트어로 '축복'을 뜻하는 '아난다(anada)'라는 단어와 유관하다.

이것은 THC에 연결되는 것과 동일하게 CB1 수용체에 연결되기 때문이다.

다른 하나인 2-아라키도노일글리세롤(2-AG)은 몸 전체에서 발견된다.

이와 같은 성분의 분석에서 대마가 왜 '신의 축복'에 비유하는지 이해할 수 있다.

나이가 들어감에 따라 우리 몸은 최상의 건강상태에 필요한 화합물을 만드는데 효율성이 떨어지는 경향이 있으며, 이는 아난다마이드와 2-AG에도 적용된다.

게르마노에 따르면, 이 두 카나비노이드는 실제로 특정 질병 및 질환에 대한 생물학적 지표로 사용될 수 있다.

==엔도카나비노이드 결핍은 편두통, 섬유 근육통, 과민성 대장 증후군, 염증성 및 신경학적 상태, 다양한 치료 저항성 질환이 있는 사람들에게서 확인된다.==

또한 중개정신의학회지(Translational Psychiatry)의 논문을 인용하면 이는 낮은 아난다마이드 수치가 스트레스 유발 불안에 대해 통계적으로 긍정적인 지표라는 것을 발견했다고 한다.

또한 체내 엔도카나비노이드 시스템과 오메가-3 수치 사이에 밀접한 관계가 있음을 발견했다.

결과적으로 오메가-3 지방은 카나비노이드 수용체를 보다 활동적으로 만들고 몸에서 카나비노이드를 생산하는 골격 구조로 사용된다.

낮은 카나비노이드 수치와 관련이 높은 질환은 통증, 염증 및 염증성 질환, 스트레스, 불안 및 불면증, 안구건강, 뼈 건강, 신경기능 등이다.

엔도카나비아노이드 시스템을 연구하는 학자들은 이러한 질환은 파이토카나비노이드로 적절히 치료할 수 있다고 하였다.

이는 엔노카나비노이드 결핍인 사람들에게 나타나는 증상이라는 것이다.

엔도카나비노이드 시스템은 오메가-3 피쉬 오일이 영향을 미치는 에이코사노이드(eicosanoid) 경로를 포함한 모든 염증 경로와 얽혀있기 때문에 주목받는 염증의 주요한 주체이다.

따라서 커큐민, 보스웰리아, 피쉬 오일과 케르세틴은 모두 잘 알려진 항염증성 영양소이지만, 특히 전 영역이 사용 시 카나비노이드가 할 수 있는 역할과 비교할 수 있는 것은 없다.

또한 두뇌와 내장, 그리고 면역 체계 사이에 강한 연관성이 있다는 사실은 익히 이미 많은 사람이 알고 있다.

건강 및 질병 예방에서 이 3인조의 중요성은 아무리 강조해도 지나치지 않다.

==장은 가장 큰 면역 기관일 뿐만 아니라 수억 개의 뉴런을 포함하는 두 번째 뇌이기도 하다.==

장내에 뇌 세포와 면역 세포가 들어있기 때문이다.

이 3인조 중간에 엔도카나비노이드 시스템이 있다.

이는 실제로 이 3방향 통신을 조정한다는 것, 그래서 내장의 운동성, 장 염증, 복통, 장 투과성, 항원에 대한 내성을 제어한다.

엔도카나비노이드 시스템은 시상 하부 뇌하수체-부신(HPA) 경로를 포함한 스트레스 경로의 활동을 감소시킨다.

특히 아난다마이드는 장의 면역학적 반응에 관여한다.

또한, 엔도카나비노이드 시스템과 장내 미생물(장내 박테리아)

간에도 의사소통이 이루어진다.

 이와 같은 엔도카나비아 시스템이 관여하는 인체의 중요한 기능은 우리가 대마의 주요성분인 CBD를 주목하지 않을 수 없다.

 물론 위 내용은 엔도카나비아시스템을 연구한 많은 학자들에 의해 도출된 결과이다.

 따라서 임상에 따른 효과성 입증에는 아직 시간이 걸리겠지만 이미 많은 나라가 활발한 연구와 상용화를 이루어 낼 수 있는 법제화를 구축하고 있다.

 그럼에도 CBD만으로는 신체의 엔도카나비노이드 시스템(ECS)을 완전히 보충할 수 없다.

 그러기 위해선 식물성 카나비노이드와 이를 보완하는 테르펜이 필요하다는 점에서 대마의 재배와 일부 규제를 허용해야 한다.

 그러나 대마의 의료합법화는 실행되겠지만 사용제한에 발목이 묶여 있는 우리나라는 연구조차 제한이 많다.

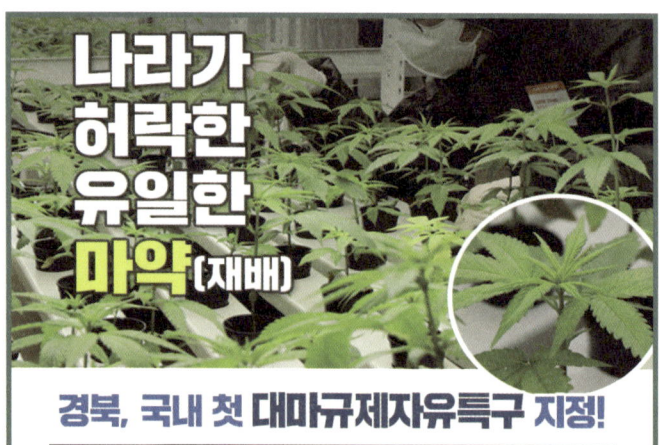

출처: http://gbhemp.kr/

14. 대마는 식물이다.

    대마초는 인류가 이용해 온 가장 오래된 약재 중 하나이고 그 이용 역사가 매우 오래되었음에도 불구하고 현대의학에서는 사용이 제한적이었고 인체에 미치는 장기적 영향에 대해서는 아직 밝혀지지 않은 점이 많다.

    오히려 기호용 대마에 대한 논란이 일반적이었는데 이는 대마초 흡인에 따른 정신적 효과로 도파민 분비에 따른 평온함과 행복감, 스트레스 해소, 진통효과, 성욕증가, 감각의 증폭 및 정신운동성 조정(psychomotor coordination)에 따른 심적 평화, 집중력 향상 등을 경험하지만 결국 증폭된 감각으로 인한 환각과 공포심이 나타나거나, 일상의 단편적인 단기 기억력(episodic memory)과 작동 기억(working memory)에 문제가 발생하고 인지능력 저하를 일으킨다는 부작용으로 인해 한국을 비롯한 대부분의 국가에서는 여전히 마약으로 구분되고 있다.

산지는 중앙아시아와 남아시아이다.

식물 분류학적으로 대마 속 일년생 식물로서 Cannabis sativa, Cannabis indica, Cannabis ruderalis 3종이 있으며, 우리나라에서 재배되고 있는 종은 Cannabis sativa이다.

대마 재배의 역사는 인류의 시작과 그 궤를 같이하며, 동 서양을 막론하고 고대 문명에서 대마에 대한 기록을 쉽게 찾아볼 수 있다.

기록에 의하면 병의 치료나 심리적 치유 및 신에게 제사를 올릴 때 제사장이 사용한 것으로 알려져 있다.

대마의 약효에 대하여는 B.C. 2737년 중국의 신농황제시대의 기록에 관절염과 통증등 의료목적으로 사용했던 최초의 기록이 있으며 본초강목과 동의보감에 저술되어 있다.

우리나라의 대마에 관한 문헌 기록은 삼국지 '위지동이전', 삼국사기 '동성왕편'과 삼국유사에 삼베를 사용한 기록이 있는 것으로 미루어 봤을 때 대마재배의 역사는 삼국시대 이전으로 볼 수 있다.

우리 민족은 생활 속에서 대마를 즐겨 사용하였으며 삼베로 의복과 멍석, 행주 그리고 칠공예품이나 신발 등을 만들어 사용하였으며, 죽음에 이르러 삼베옷을 수의로 사용하였다.

대마의 용도는 뿌리, 줄기, 잎, 꽃대 그리고 씨앗까지 다양하게 이용된다. 전통적으로 줄기의 껍질을 이용한 섬유제품이 있으며 실, 의복 및 밧줄 등이 있다. 대마 줄기의 속대는 종이, 건축자재, 연료로 사용된다. 씨앗의 경우 식품과 조류의 먹이, 생약으로 이용되고 씨앗의 기름은 연료, 화장품, 마사지 오일 등으로 사용되고 있다.

환각성분이 있어 마리화나 원료로 사용되는 꽃대와 잎은 의약품의 원료로 주목받고 있다.

대마에 관한 최초의 논문은 1843년에 Cannabis indica의 약효에 관한 것으로 보고되었다.

1850년부터 1937년까지 미국의 약전은 대마를 100가지 이상의 질병에 효과가 있는 주요 의약품으로 기재하고 있다.

세계적으로 여러 가지 이유로 대마를 의료 응용과 연구 및 사용을 제한하여 대마에 관한 연구가 침체되었다.

대마의 의학연구는 대마의 약효성분인 칸나비노이드의 발견과 그 구조 및 약효에 관한 연구가 시작되면서 1960년대부터 증가하였으며 2000년 이후에는 칸나비노이드 및 칸나비디올의 다양한 의학적 효과가 밝혀지면서 급격히 증가하고 있다.

대마에 포함된 성분의 의학적 효과가 입증되면서 대마 사용을 합법화한 국가가 증가하면서 대마 산업이 급부상하고 있으며, 의료용뿐만 아니라 기호용, 식품용, 그리고 주류 및 음료시장까지 확대되고 있다.

우리나라도 2019년 3월 질병 치료 목적 대마성분 의약품을 제한적으로 허용하는 마약류 관리에 관한 법률 일부 개정안이 시행되면서 의료용 대마에 관한 연구와 산업화에 관심이 증가하는 추세이다.

대마는 씨앗(종실), 꽃, 잎, 줄기, 뿌리 등 부위별로 그 성분과 효능에서 다양성을 나타내어, 식용, 약용, 사료, 화장품, 섬유, 생활용품 소재 등의 다양한 용도로 사용되고 있으며, 최근 대마의 지구온난화 및 기후변화에 대응하는 이산화탄소 저감화 효능 및 친환경 저탄소 농법이 알려지면서 재배가 급속히 증가하는 추세이다.

이와 같은 대마의 다양한 부위의 다양한 유용성이 보고되면서 식품, 의약품, 화장품, 건강보조식품, 사료, 섬유 산업의 소재로 사용됨은 물론 연료, 플라스틱 제조 부재료, 베딩, 종이 등의 다양한 생활용품의 원료로도 광범위하게 사용되고 있다.

대마의 잎은 기타 방해 요소, 해충 및 부정적 요인으로부터 식물을 보호한다.

설탕잎(꽃에 가장 가깝게 자라는 것)에는 부채꼴 잎보다 더 많은 트리콤 결정체가 포함되어 있다.

새싹을 손질하는 동안 잘라낸 여분의 설탕잎은 요리나 팅크 제조에 사용할 수 있다.

대마초 잎은 역사적으로 여성들이 온 가족에게 대마초 잎 차를 제공하는 책임이 있었던 자메이카에서 오랫동안 사용되어 왔다.

자메이카에서는 대마초 강장제는 건강을 유지하기 위해 모든 연령, 성별 및 경제적 지위의 사람들이 자메이카에서 소비한다.

대마초 잎에는 잠재적으로 흥미로운 항염증제인 카니프렌(canniprene)으로 알려진 화합물이 포함되어 있다.

대마초 잎을 주스로 만드는 것은 최근 몇 년 동안 더 인기를 얻고 있다.

많은 사람들은 착즙의 이점이 식물에 산성 칸나비노이드(THCA, CBDA 등)가 존재하기 때문이라고 생각한다. 그러나 대마초 잎에는 엽록소가 풍부하지만 실제로는 산성 칸나비노이드 함량이 매우 낮다. 산성 칸나비노이드를 찾는 사람들에게 가장 좋은 방법은 대마초 꽃봉오리(꽃)를 사용하는 것이다.

CBDA와 같은 일부 산성 카나비노이드는 저용량에서 매우 강력할 수 있다. 대마초 잎의 독특한 구성을 구별하고 치료 가능성에 대해 더 많이 알기 위해서는 대마초 잎에 대해 더 많은 연구가 필요하다.

우리가 알고 있는 대마초의 명성을 책임지는 부분은 대마 꽃이다.

사람들은 대마초를 피우거나 식물성 의약품을 만들 때 주로 꽃을 사용한다. 대마초 트리콤에서 발견되는 카나비노이드를 중심으로 식물의 의학적 특성에 대한 연구가 점점 더 진행되고 있다.

테르펜이 가장 높은 농도로 발견되는 곳이기도 하다.

역사적으로, 다른 대마초 농축물, 해시, 키프 및 기타 물질들을 만들기 위해 수 세기 동안 사용되어 왔다.

 야생 칸나비노이드는 자연 조건에서 발견될 때산성 형태(예: THC-A, CBDA)로 발견되는데, 열이 가해가지면, 카나비노이드는 중성 형태로 변형된다.

 그것이 CBD, THC 및 다른 칸나비노이드가 흡수되는 방법이다. 따라서 대마초 꽃뿐만 아니라 식물의 다른 부분에 대한 더 많은 연구가 필요하다는 의견도 등장하고 있다.

 슈퍼 푸드에 대해 말할 때 대마초 씨앗을 빼놓을 수 없다. 헴프 씨드라고 불리는 대마초 씨앗은 가장 영양적으로 완전한 식품 중 하나일 수 있으며 중국에서 최소 3,000년 동안 소비되었다.

 대마초 씨앗에서 35%의 단백질과 모든 필수 아미노산을 함유하고 있다.

 또한 강력한 항염증 특성을 가지고 있어 이상적인 영양 목표로 간주되는 3:1비율의 필수 지방산이 풍부하다.

 대마초 또는 대마 씨앗에는 외부 껍질과 내부 이른바 "심장"이 있는데 전체 및 껍질을 벗긴 부분은 제한되지 않는다.

 대마초의 씨앗은 영양이 풍부한 동물 사료를 만들기도 하는데,

이 개념은 수천 년 동안 수집된 관찰 데이터와 사료 공급 실험 모두에서 뒷받침되고 있다.

우리는 이제 대마가 아주 오래전부터 인류와 함께 했음을 알게 되었다.

또한 지금까지 알아본 바로 광범위한 약물 사용의 역사에도 불구하고, 대마초 뿌리는 오늘날의 의료 관행과 연구에서 많은 관심을 끌지 못했다.

대마 뿌리는 수세기 동안 발열, 염증, 화상, 종양, 감염, 위장 문제와 같은 질병을 치료하는 데 사용되어 왔다.

대마는 전통의학에서 대마의 부위에 따라 효능을 달리 기술하고 있는 것처럼 보이나 부위에 따른 특징이 다를 뿐 대부분 통증질환, 마취, 마비증상, 천식 등에 많이 사용되었으며, 혈액순환을 원활히 하고 이뇨작용이 뛰어나다고 하여 여성의 월경이나 출산문제, 비뇨생식기계 질환에도 사용하였다.

또한 잎 등을 달인 물은 피부질환이나 두피 문제에도 사용하였다는 것을 알 수 있다.

한의학에서 현재까지 마자인을 주로 사용하기 때문에 대변을 통하게 하는 역할 위주로 주목받고 있었으나 대마의 다양한 성분 및 부위에 따라 활용범위는 매우 다양한 것으로 보인다.

 대마의 부위별로 THC, CBN, CBD 등 칸나비올의 함량을 비교한 한 연구에 따르면 마자인은 THC와 CBD의 함량이 가장 낮은 반면, 환각작용을 일으키는 THC의 함량은 씨앗의 껍데기에 많이 존재하는데, 이는 대마잎과 꽃으로부터 오염이 되었기 때문일 가능성이 높다고 보았다.

 THC의 함량은 산업용 대마와 약물용 대마 모두 정도의 차이는 있지만 잎과 꽃에서 가장 많이 함유하고 있었고, 상대적으로 줄기와 뿌리, 씨앗에서는 함량이 낮게 나타났다.
 이는 고전에서 언급한 부위별 효능의 차이가 실제 성분의 차이와 관련성이 있을 것을 시사한다.
 그러나 아직까지 대마의 부위에 따른 성분 차이를 규명하고 새로운 칸나비노이드를 밝히는 작업을 넘어 임상적인 적용까지는 이루어지지 않은 실정이기에 이에 따른 많은 연구가 필요하며 대마의 의학적 효능과 독성, 부작용 사이에 해당하는 대마의 부위별 작용에 대한 뚜렷한 규정을 만드는 것이 시급하다.

그런 의미에서 대마의 부위별 특징과 효능에 대해 한 눈에 볼 수 있도록 정리해보았다.

'씨앗'의 효능

영양적으로 완벽한 씨앗!

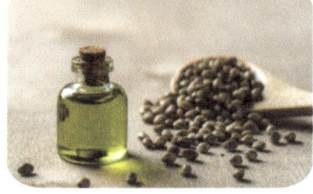

헴프씨드!

슈퍼푸드라고 할 수 있지!

35%의 **단백질**과 **모든 필수 아미노산**을 완벽하게 포함하고 있으며, **강력한 항염증** 특성을 가지고 있어요! 이상적인 영양 목표로 여겨지는 3:1 비율의 **필수 지방산**도 풍부!

게다가, 탄수화물이 '0' 이면서 필수 영양성분이 들어있어 체중 저하인 사람들에게는 증량 효과를, 체중 과다인 사람들에게는 다이어트 효과를 준답니다!

'잎'의 효능

항염증제 화합물이 포함된 잎!

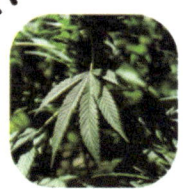 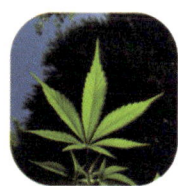

잎에는 잠재적으로 흥미로운 **항염증제**, **카니프렌**으로 알려진 화합물이 포함되어 있답니다! 또, 실제로 매우 낮은 산성의 칸나비노이드 함량을 가지고 있는데,

CBDA와 같은 일부 산성 칸나비노이드는 **저용량에서 상당히 강력한 성질**을 띠기 때문에 오히려 저용량이 유리하다는 사실!

줄기와 잎자루

무한한 가능성을 지닌 줄기와 잎자루!

무한한 가능성!

튼튼한 줄기는 시멘트, 단열재 등을 대체할 수 있는 건축자재를 만들 수 있어요. 나무보다 두 배나 강한 강도와 내구성을 지니고 있으며, 부패에 강하기까지!

동물의 친구로도 사용!

섬유질의 경우, 플라스틱과 달리 생분해성을 띤다고 해요. 또한 자연적으로 곤충에 저항하는 성격을 가지고 있기 때문에 해충을 막는데도 도움이 됩니다!

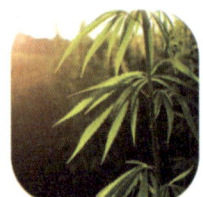 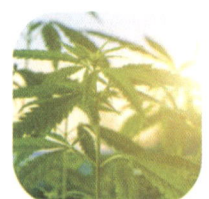

'꽃'의 효능

식물성 의약품에 사용되는 꽃!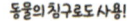

식물성 의약품을 만들 때 주로 꽃을 사용해요.

야생 칸나비노이드는 자연 조건에서 발견될 때 산성 형태를 띱니다!
(예: THC-A, CBDA)

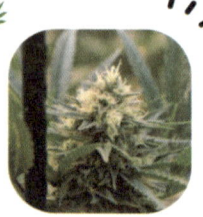

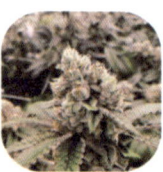

열이 가해지면 중성 형태로 변형되는데, 이때 우리가 **CBD**, THC, 칸나비노이드 같은 물질을 추출할 수 있어요!

'뿌리'의 효능

치료를 위해 사용되어 온 뿌리!

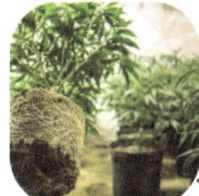

광범위한 의학적인 사용에도 불구하고, 오늘날까지 관심을 받지 못하고 있어요. 뿌리는 수 세기 동안 **열, 염증, 화상, 종양, 감염, 위장 문제를 치료**하기 위해 사용되어 왔답니다!

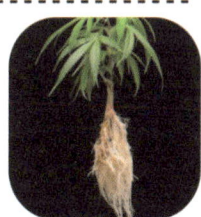

칸나비노이드를 포함하지 않지만, 프리델린과 에피프리델라놀과 같은 화합물이 풍부해요! 에피프리델라놀은 **노화 방지 특성**을 가질 수 있답니다!

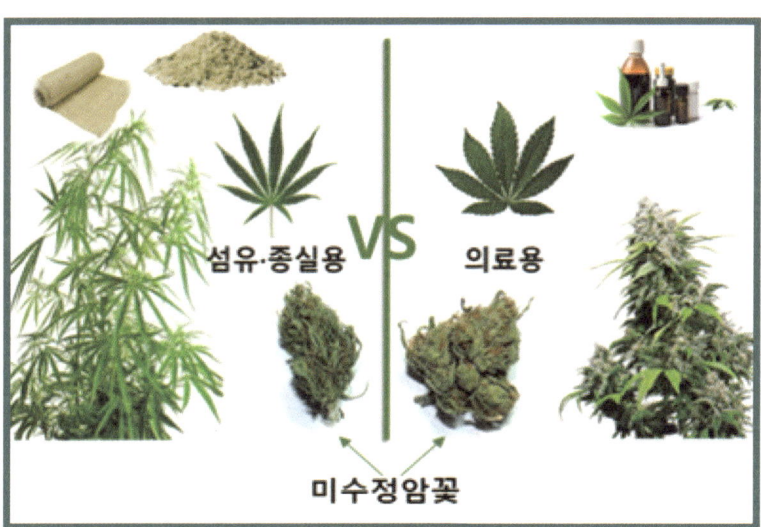

출처: https://www.google.com/

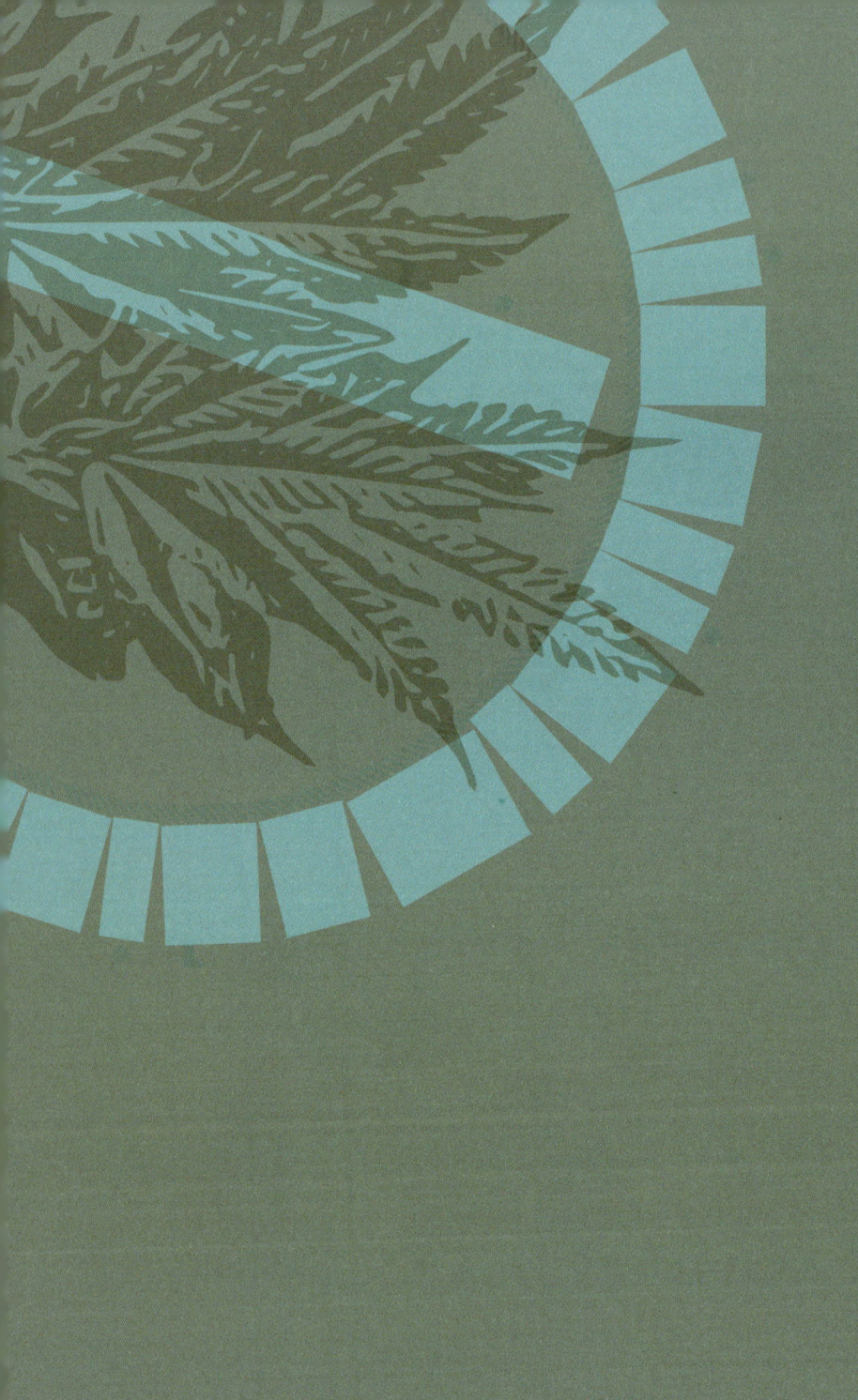

3장.
대마는 정말 위험한가?

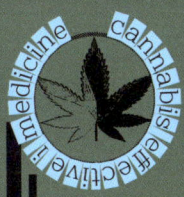

15. 대마는 왜 불법화가 되었나?
16. 대마 사용과 관련된 위험성은 무엇인가?
17. 대마가 정신건강에 끼치는 영향
18. 유해성 경감 요법
19. 담배나 술보다 해롭지 않다
20. 나라별 대마 사용 사례

15. 대마는 왜 불법화가 되었나?

　대마를 환각제로 이용하는 경우는 주로 대마초를 말려서 잘게 썰어 이를 파이프에 넣어 피우거나 담배처럼 말아서 피우는 방법을 사용했다.

　이러한 대마 흡연, 소위 '해피스모크' 현상은 사회적으로 문제가 되어 왔다.

　'해피스모크'는 처음에 미군주둔 지역을 중심으로 나타났으며, 점차 대학가로 확산되어 갔다. 그러나 이를 단속할 법적 규제가 없어 속수무책이었다.

　이후 1970년 8월 7일 「습관성의약품관리법」이 제정되었고, 여기에 대마의 주성분인 '테트라하이드로칸나비놀'이 습관성의약품 항목으로 명시됨으로써 대마초도 마약에 준하는 규제와 단속을 받게 되었다.

「습관성의약품관리법」은 제정 후 3개월의 유예기간을 거쳐 1970년 11월 7일부터 발효되었다. 그러나 대마흡연은 수그러들지 않았다.

1970년대 중반 무렵에는 일부 연예인을 중심으로 확산되어 사회적으로 물의를 일으키기도 했다.

이에 정부는 대마흡연을 근원적으로 근절하기 위한 종합대책을 마련해 나갔으며, 1976년 3월 9일 국무회의에서 대마초의 재배와 취급을 엄격히 규제하는 내용의 「대마관리법안」이 의결되어 국회에 제출되었다.

국회에 제출된 법안은 3월 23일 통과되었다.

이로써 「대마관리법」은 4월 7일 제정되어 1977년 1월부터 시행에 들어갔다.

총 25조와 부칙으로 구성된 「대마관리법」은 "대마의 관리를 적정히 해 그 유출을 방지함으로써 국민보건 향상에 기여"하는 것을 목적으로 하고 있다.

이 법에서 '대마'는 "대마초(칸나비스 사티바 엘)와 그 수지 및 대마초 또는 그 수지를 원료로 해 제조된 일체의 제품"으로 규정되어 있으며, "대마초의 종자·뿌리 및 성숙한 대마초의 줄기와 그 제품"은 제외되었다.

최근 의료용 대마를 합법화하자는 주장이 제기되면서 관련 법 규정에도 관심이 집중되고 있다.

우리나라 현행법상 대마는 '마약류'로 분류되며 섭취는 물론 소지, 판매 행위도 모두 불법이다. 상기 기술한 바 대마가 불법으로 규정되기 시작한 것은 불과 41년 전의 일이다.

대마에는 향정신성 화학작용을 일으키는 테트라하이드로칸나비놀(THC)이라는 성분이 들어있다.

이 성분이 인체에 들어왔을 때 환각과 중독을 불러일으키는 탓에 20세기 들어서 대마는 법적인 규제를 받기 시작했다.

미국이 1937년 마리화나 세법을 공표하면서 세계 각국에서도 대마초 유통 금지에 나섰다.

현재도 일부 국가를 제외한 대부분의 나라가 대마초를 불법으로 규정하고 있다.

우리나라의 경우 1976년 이전까지 대마는 불법이 아니었다.

1960년대에만 해도 대마초는 농촌의 상비약이었다고 한다.

대마 줄기로 삼베를 만들었기 때문에 농촌에서는 흔히 볼 수 있었고 일부 사람들은 담배 대신 대마 잎을 말아 피우기도 했다.

하지만 문제가 되는 수준은 아니었다. 사회적인 문제로 대두된 시기는 1960년대 후반부터다. 미군들 사이에서 대마를 '해피 스모크'라 부르며 환각제로 사용했다.

주한미군의 마약 관련 범죄가 늘고 대마초 유통 과정에서 여러 문제들이 발생하자 미군은 한국 정부에 대마를 단속해 달라고 주문했다.

이후 습관성 의약품으로 분류돼 관리되다가 1976년부터 본격적으로 대마를 '마약'으로 분류했다. 당시 정부는 상습 섭취 시 최고 사형까지 내릴 수 있도록 했다.

「대마관리법」에서 규정하고 있는 금지행위는 ① 대마를 수입 또는 수출하는 행위(제1호), ② 대마를 제조하는 행위(제2호), ③ 대마를 매매하는 행위(제3호), ④ 대마를 흡연 또는 섭취하는 행위(제4호), ⑤ 그 정을 알면서 제1호 내지 제4호의 행위를 위한 장소를 타인에게 제공하는 행위 등이다.

「대마관리법」은 2000년 1월 12일 「마약류관리에 관한 법률」

이 제정됨으로써 폐지되었다.

그동안 「마약법」, 「향정신성의약품관리법」, 「대마관리법」으로 구분해 시행되던 법률이 「마약류관리에 관한 법률」로 통합되었기 때문이었다.

대마에 대해 다양한 국가에서 다른 정책을 시행한 정책은 역사적, 사회적 맥락에서 형성됐다.

한국을 비롯해 전 세계 대부분의 나라는 정신건강을 비롯해 사회복지를 위협한다는 이유로 불법약물 중 대마를 가장 위험한 등급으로 분류해 관리해 왔다.

먼저 대마의 중독성에 관해서는 아주 많은 연구가 제시되고 있다.

이 중 가장 널리 알려진 것은 1995년 세계보건기구(WHO)가 실시한 연구인 '알코올과 대마초, 니코틴 그리고 진정제의 사용에 따른 보건과 심리적 결과의 대한 비교평가이다.

연구결과는 철저하게 비밀에 붙여져 있었는데, 미국의 '뉴 사이언티스트(New Scientist)'지가 1998년 자료를 입수한 결과 담배와 술에 비해 대마초가 훨씬 덜 해롭다는 결론을 내렸다는 것이 알려졌다.

뿐만 아니라 독일 클레이버 연구(1997), 프랑스 로퀘스트 보고서(1998), 미국 의약연구소(AMI)(1999)의 보고서 등도 마찬가지의 결론을 내리고 있다.

연구결과를 종합해보면, 대마초가 중독의 위험이 없으며 다만 약 8%의 사용자들에게서만 정신적(심리적)인 의존성이 관찰되었다는 것이다.

그러나 대마를 저용량으로 사용시 행복감과 이완효과, 불안의 감소 등의 효과를 나타내는 반면 대마 고용량 사용시 과도한 이완, 감각 과민, 생각이 깊어지거나 웃음이 잦아지는 등의 정신적인 문제가 있다고 보고 되었다.

16. 대마 사용과 관련된 위험성은 무엇인가?

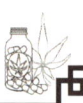

  THC와 CBD라는 두 가지 주요 성분이 의학적으로 활용한 부분은 이전 챕터에서 강조되어 왔다.
  THC는 향정신적 작용을 하여 감각과 감정에 영향을 주는 반면, CBD는 향정신적 작용이 적고 이완감이나 긴장을 줄여주는 효과가 있다고 하지만 대마의 사용은 신체와 정신에 다양한 위험성을 가지고 있다는 점도 알아 두어야 한다.

  대마의 위험성은 다음과 같다.
  대마는 의존성을 유발할 수 있다.

대마를 장기간 사용하면 대마에 대한 내성이 생기고, 더 많은 양을 사용하게 된다.

또한, 대마를 중단하면 불안, 우울, 불면, 식욕부진, 불쾌감 등의 금단증상이 나타날 수 있다.

연구에 따르면 대마 사용자의 8~15% 정도가 의존성이 나타난다고 한다. 이에 따른 가장 큰 부작용은 인지능력을 저하이다.

대마를 사용하면 기억력, 주의력, 학습능력, 판단력, 반응속도 등이 감소할 수 있다. 특히 청소년기에 대마를 사용하면 뇌 발달에 영향을 줄 수 있다.

대마는 뇌의 신경전달물질인 도파민을 방해하고, 뇌의 회색질과 흰색질의 구조와 기능을 변화시킬 수 있다.

대마는 정신건강 장애를 유발하거나 악화시킬 수 있다.

대마는 정신분열증과의 연관성이 가장 높은 약물로 알려져 있다.

대마는 정신분열증의 증상을 악화시키고, 정신분열증의 발병을 앞당길수 있다.

또한, 대마는 불안, 우울, 조울증, 정신분열증과 같은 정신건강 문제가 있거나 그 경향성을 보이는 청소년기와 초기 성인기, 임산부나 운전자 등에게는 해로울 수 있다.

또한 대마는 특정 암의 위험을 증가시킬 수 있다.

대마 연기는 타르, 일산화탄소, 질산화물, 아세트알데하이드 등의 유해한 화합물을 포함하고 있다.

이러한 화합물은 폐의 기능을 저하시키고, 폐암, 기관지암, 후두암, 구강암 등의 암을 유발할 수 있다. 또한, 대마는 테스토스테론 수치를 감소시키고, 정자의 수와 활동성을 저하시키며, 난소의 기능을 방해할 수 있습니다.

이러한 영향은 난소암, 자궁암, 전립선암 등의 암의 위험을 증가시킬 수 있다.

단 주의해야 할 것은 대마의 위험성은 대마초 사용 및 과다 복용 가능성을 포함하여 그 사용과 관련된 위험에 대한 과학적 이해를 근거하고 있다는 것이다.

대마초에는 수백 가지의 화합물이 포함되어 있으며 가장 잘 알려진 두 가지는 델타-9-테트라히드로칸나비놀(THC) 그리고 칸나비디올(CBD)이라는 것은 여러번 상술한 익히 알고 있을 것이다.

THC는 대마초의 주요 항정신성 성분으로, 사용자가 경험하는 '흥분'을 담당한다.

반면에 CBD는 정신자극 효과가 없지만 몇 가지 잠재적인 치료 용도가 있는 것이다.

그렇다면 대마의 위험성은 '과다복용'이 무엇을 의미하는지 명확히 하는 것이 중요하다.

일반적으로 약물 과다 복용에 관해 말할 때 우리는 너무 많은 양을 섭취하여 심각한 부작용이나 사망을 초래하는 것을 말한다.

이러한 엄격한 의미에서 대마초의 치명적인 과다 복용은 불가능 하지는 않더라도 극히 가능성이 낮다는 것이 일반적으로 받아 들여진다.

그 이유는 우리의 생리학에 있다.

CB1 수용체로 알려진 THC와 상호 작용하는 우리 몸의 수용체는 호흡과 같은 필수 기능을 제어하는 뇌 영역에 위치하지 않다.

예를 들어, 이는 호흡 기능을 저하시키고 치명적인 과다복용으로 이어질 수 있는 아편 유사제와는 다르다.

그러나 이는 다량의 대마초를 섭취하는 데 위험이 없다는 의미는 아니다.

과소비는 종종 '녹화'라고 불리는 일련의 부정적인 영향을 초래할 수 있다.

녹색화의 증상에는 극심한 혼란, 불안, 편집증, 공황, 빠른 심박수, 망상 또는 환각, 혈압 상승, 심한 메스꺼움 또는 구토, 경우에 따라 급성 정신병이 포함될 수 있다.

대마초 과다 섭취로 인한 즉각적인 위험은 중요하지만, 장기간 사용으로 인한 만성 영향도 고려하는 것이 중요하다.

만성적이고 과도한 대마초 사용은 불안, 우울증과 같은 정신건강 문제, 인지 장애, 특정 암 위험 증가 등 다양한 건강 문제와 관련이 있다.

게다가, 대마초 사용 장애 (CUD)는 일부 개인에게 발생할 수 있으며, 이는 대마초에 대한 의존과 갈망을 특징으로 하는 약물 사용 장애의 한 형태이다.

이러한 질환이 발생할 위험은 개인마다 크게 다르며 사용 빈도 및 양, 사용된 대마초의 효능, 사용자의 연령 및 유전적 감수성과 같은 다양한 요인에 따라 달라진다는 점을 유념하는 것이 중요하다.

17. 대마가 정신건강에 끼치는 영향

　대마의 사용은 신체와 정신에 다양하고 확실한 영향력을 가지고 있다.

대마는 정신적 의존성을 유발할 수 있다.

　대마를 장기간 사용하면 대마에 대한 내성이 생기고, 더 많은 양을 사용하게 된다.

　또한, 대마를 중단하면 불안, 우울, 불면, 식욕부진, 불쾌감 등의 금단증상이 나타날 수 있다.

대마는 인지능력을 저하시킬 수 있다.

　대마를 사용하면 기억력, 주의력, 학습능력, 판단력, 반응속도 등이 감소할 수 있다.

특히 청소년기에 대마를 사용하면 뇌 발달에 영향을 줄 수 있다.

대마는 뇌의 신경전달물질인 도파민을 방해하고, 뇌의 회색질과 흰색질의 구조와 기능을 변화시킬 수 있다.

대마는 정신건강 장애를 유발하거나 악화시킬 수 있다.

대마는 정신분열증과의 연관성이 가장 높은 약물로 알려져 있다.

대마는 정신분열증의 증상을 악화시키고, 정신분열증의 발병을 앞당길 수 있다.

또한, 대마는 불안, 우울, 조울증, 정신분열증과 같은 정신건강 문제가 있거나 그 경향성을 보이는 청소년기와 초기 성인기, 임산부나 운전자 등에게는 해로울 수 있다.

이는 감각 인식 강화, 행복감, 나른함, 이완감, 느려진 반응속도, 균형과 행동 조절이상, 심박수와 식욕 증가, 학습과 기억 장애, 환각, 불안, 공황발작, 정신병 등이 보고에 기인한다.

단기적인 사용에서 심리, 행동적으로 보면 다행감과 행복감, 이유 없이 바보같이 웃음, 시각과 청각이 예민해짐, 주위 환경에 대한 자각이 높아짐, 시간이 천천히 가는 느낌, 창의성이 높아진 느낌(심오한 느낌), 기억력 손상, 집중력 손상, 운동수행 능력 손상, 어지러움, 걸음걸이 손상, 사고 유발 가능성 증가(2.5 배), 도덕성 둔감화 등이 나타난다고 한다.

우리나라에서는 대마의 의료목적 사용이 가능하도록 하는 「마약류 관리에 관한 법률」 개정안이 본 회의를 통과함에 따라 해외에서 허가된 대마 성분 의약품을 한국 희귀·필수의약품센터가 수입하여 환자가 자가 치료용으로 사용할 수 있도록 하는 대통령령의 개정절차를 진행 중에 있다.

그러나 의료용 대마 합법화를 촉구하던 시민단체는 '의료용 대마의 경우 민간에서 자유롭게 유통을 허용해 달라'고 요구하고 있다.

이는 미국이나 일본 등에서는 의약품으로 허가 받지 않은 단순 대마 성분의 카나비디올(cannabidiol, CBD) 오일, 추출물 등이 건강기능식품처럼 구입할 수 있기 때문이다.

그러나 임상 시험에서 중독성과 도취감이 없다는 CBD가 주 성분인 Epidiolex의 일반적인 부작용으로 졸음, 진정, 혼수상태,

증가된 간 효소, 식욕감소, 설사, 발진, 피로, 불쾌감, 허약, 불면, 수면 장애, 수면 질 저하, 감염 등이 보고되었다.

또한 가장 심각한 위험으로는 자살에 대한 생각, 자살 시도, 불안, 우울, 우울증 악화, 공격적 및 공황 발작과 간 손상 및 심한 간 손상으로 인한 메스꺼움, 구토, 복통, 피로, 식욕 부진, 황달, 갈색 소변 등을 유발할 수도 있음도 보고된 바 있다.

또한 중독성과 도취감이 거의 없는 성분인 CBD도 함부로 사용할 경우 '정신적 의존' 등 오남용에 따른 폐해가 나올 수 있다는 지적도 있다.

이러한 부작용 등에 대한 보고 결과는, 약물 사용을 허가한 다른 나라에서 오랫동안 실시된 임상 실험의 결과로 아직 우리나라에서는 이들 약물에 대한 임상실험이 전혀 시행된 바 없다.

약물의 주작용과 부작용 독성 및 이상반응 등은 나이, 성별, 복용량, 복용방법, 인종 및 개체 차 등에 따라 차이가 있으므로 우리나라 사람에게 적합한 임상연구의 필요성이 절실한 상황임을 염두에 두어야 한다.

18. 위험하지 않은 대마사용법

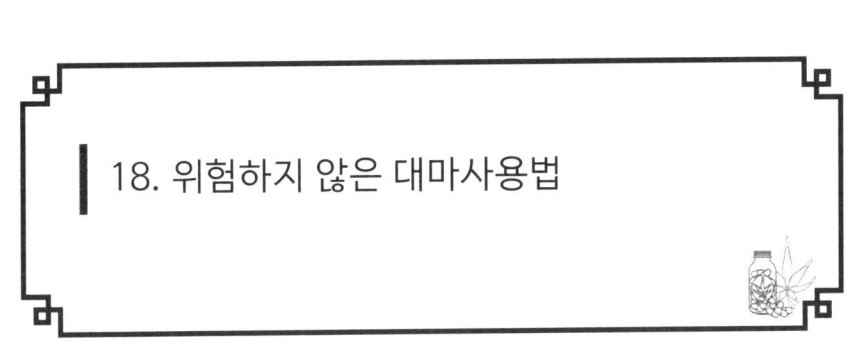

    대마의 안전한 사용을 위한 방법은 사용량과 빈도를 적절하게 조절하는 것이 가장 중요한다.

    대마는 과도하게 사용하면 신체와 정신에 다양한 부작용을 일으킬 수 있다.

    따라서 대마의 사용량과 빈도를 개인의 상태와 목적에 맞게 조절하는 것이 중요하다.

    대마의 사용량과 빈도를 줄이면 의존성, 인지능력 저하, 정신건강 장애, 암의 위험을 감소시킬 수 있다.

    또 하나 대마의 품질을 확인한다.

품질이 좋지 않은 대마는 기화가 잘 되지 않거나, 유해한 물질이 함유되어 있을 수 있다.

특히 최근에는 합성 대마류가 증가하고 있는데, 이들은 대마와 비슷한 효과를 내기 위해 다양한 화학물질을 혼합한 것으로 그 농도나 성분을 정확히 알 수 없어 중독이나 사망의 위험이 높다.

따라서 품질이 검증된 대마를 사용하는 것이 좋다.

그리고 대마의 사용방법을 바꾼다.

대마의 사용방법에는 흡연, 기화, 증발, 경구, 흡수, 주입 등이 있다.

흡연은 대마 연기에 포함된 유해한 화합물을 흡입하게 되므로, 폐에 가장 큰 부담을 준다.

기화는 대마를 연소시키지 않고 가열하여 가스화 하는 장치로, 연기에 포함된 유해한 화합물을 피할 수 있다.

그러나 기화기의 종류, 가열 방식, 온도 조절, 대마의 품질, 사용량, 사용 빈도 등에 따라 기화기의 안전성이 달라질 수 있다.

증발은 대마를 액체나 왁스 형태로 만들어 전자담배에 넣고 흡입하는 방법이다.

이 방법은 흡연보다는 덜 유해하지만, 증발액의 성분이나 농도가 불명확하거나, 전자담배의 가열 온도가 너무 높으면 유해한 화합물이 발생할 수 있다.

경구는 대마를 음식이나 음료에 섞어서 섭취하는 방법이다.

이 방법은 폐에 부담을 주지 않지만, 대마의 효과가 늦게 나타나고, 오래 지속되며, 예측하기 어렵다.

흡수는 대마를 크림이나 오일 형태로 피부에 바르는 방법이다.

이 방법은 향정신적 효과가 거의 없고, 통증이나 염증을 완화하는 데 도움이 될 수 있다.

주입은 대마를 혈관에 주사하는 방법이다.

이 방법은 매우 위험하고, 절대 권장하지 않는다.

이렇듯 대마의 제대로 된 사용방법을 알면 대마의 유해성을 줄일 수 있다.

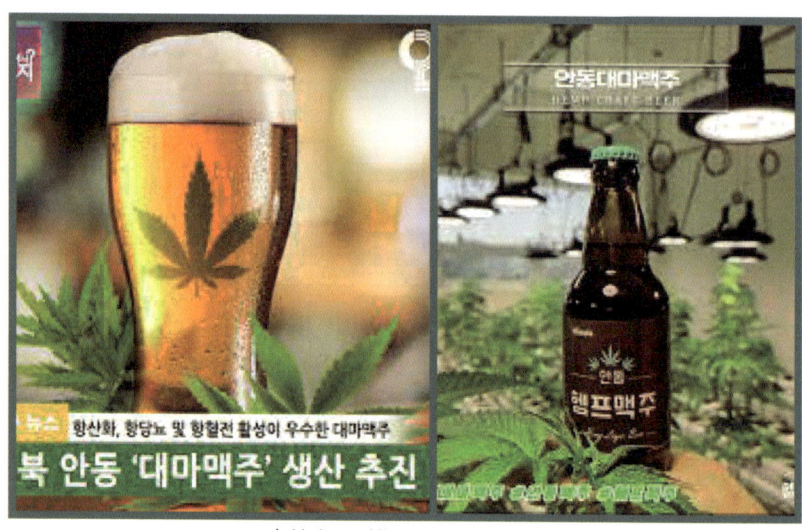

출처: http://hempnrbio.com/

19. 담배나 술보다 해롭지 않다?

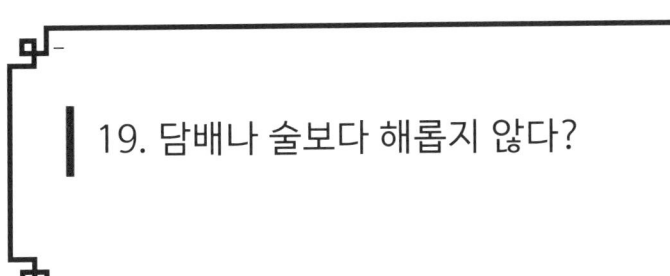

　최근 대마의 성분으로 CBD와 THC로 구성된 칸나비노이드가 캐나다와 미국을 중심으로 사용이 증가되고 있고 언론에서 주목을 받으면서 의학계에서도 대마성분 의약품에 대한 객관적인 평가가 진행되었고 통증, 강직, 구토, 식욕부진, 뇌전증 빌작 증상을 보이는 일부 특정 질환에 국한하여 일부 효과가 인정되면서 공식적으로 대마성분 의약품으로 인정받고 사용되게 됨에 따라 의료용 대마로 불리우게 되었다.

　몇 개 질환과 증상에 사용되고 있으며 캐나다, 미국을 비롯하여 한국에서도 2019년 3월부터 의사 처방에 의한 전문의약품으로 허용되었다.

 마리놀은(Marinol®)은 현재 미국식품의약국에서 1985년 승인을 받아 판매 중인 THC 성분의 드로나비놀(Dronabinol) 성분 약으로, 현재 항암 치료를 받은 뒤 구역 및 구토 증상을 보이는 환자 및 식욕부진을 겪는 에이즈 환자에게 처방되고 있다.

 또 다른 THC 계열인 나빌론(Nabilone)을 함유한 제품으로는 항구토제 세사메트(Cesamet®)가 있다.

 사티벡스(Sativax®)는 영국에 있는 GW 제약회사가 생산하며 2005년 캐나다에서 세계 처음으로 대마 추출물로 만든 진통제의 판매를 승인했고, 다발성경화증과 관련된 심한 통증을 치료하는데 사용되고 있다.

 이외 가장 많이 사용되는 제품으로 에피디올릭스(Epidiolex®)는 역시 GW 제약회사가 생산하며 Cannabis sativa 식물에서 추출된 CBD 성분의 약제로서 2세 이상의 드라벳 증후군 및 레녹스-가스토 증후군에서 각각 안전성 및 발작 조절 효과가 연구가 이루어진 후 2018년 미국 FDA에서 승인되었다.

 하지만 허용된 적응증이나 대마성분 의약품에 비해 다양한 성분 구성의 대마 추출물을 보다 더 많은 질환과 증상에 사용 범위를 확대하고 절차를 간소화해줄 것을 요구하는 주장들이 있다.

기존 치료제가 충분히 효과적이지 못한 난치성 질환에 대마가 효과가 있다는 경험들이 보고되고 있고 나아가 대마가 난치성 질환을 치유할 가능성이 있다는 믿음 때문이다.

주로는 난치성 환자들이 대마로 질환을 치료했거나 증상을 경감시켰다는 해외 기사나 동영상, 논문 등을 근거로 들고 있으며 의사들을 통한 정식 보고도 있다.

하지만 여전히 한국을 비롯한 대부분의 국가들이 대마를 엄격히 마약류로 규정하고 있고, 아무리 치료 목적이라 하더라도 허용된 특정 제품을 절차에 따라 구입하지 않고 외국에서 임의로 들여오거나 사용하는 행위는 예외 없이 처벌 대상이다.

이상의 논란에 대해 두 가지 고려되어야 하는 중요한 사항이 있다.

첫 번째는 의약품으로서의 인정은 부작용과 효과를 객관적이고 장기간 관찰한 자료가 근거가 되어야 한다.

객관적인 자료란 의료계에서 인정하는 일정한 수준의 임상약물시험 설계로 이루어진 관찰 결과를 말한다.

장단기 관찰에서 심각한 부작용을 배제하여야 하며, 기존 치료에 비해 우월하거나 최소한 동등한 수준의 효과를 입증해야 하는 것이다.

두 번째는 대마 성분 특히 향정신성 화학작용이 있는 THC는 여전히 오락용 대마로 오용될 가능성이 있는 만큼 THC 성분이 다량 포함되어 있는 제품에 대해서는 꼭 필요한 환자에게만 처방될 수 있도록 철저한 관리가 요구된다.

THC 성분의 향정신성 부작용이 담배 등 흔한 여타 기호품에 비해 중독성이나 위해가 적다는 주장도 있지만 굳이 백해무익하다는 담배와 비교해서 THC 성분을 비롯한 심지어 대마초까지 허용할 근거로 삼을 이유는 없다.

더불어 대마를 대하는 그 사회의 통념과 상식도 고려해야 한다.

사회적 통념과 상식은 그 나라의 역사와 문화 등 의학적 근거 이상의 인문사회적인 관점도 포함 되어야 한다는 것이다.

의료계의 중요한 임무는 주로 첫 번째 객관적 자료와 의견 제시에 있다 하겠다.

대마는 난치성 질환 치료의 훌륭한 생약 재료가 될 수 있다.

하지만 대마의 다양한 성분 중 부작용을 최소화하고 효과를 최대화할 수 있는 제형을 개발하고, 이를 어떻게 관리하느냐가 관건인 만큼 의료계의 노력과 함께 사회적인 노력이 필요하고 대마뿐 아니라 새로운 치료 방법을 받아들이는 국민의 성숙된 자세도 요구된다 하겠다.

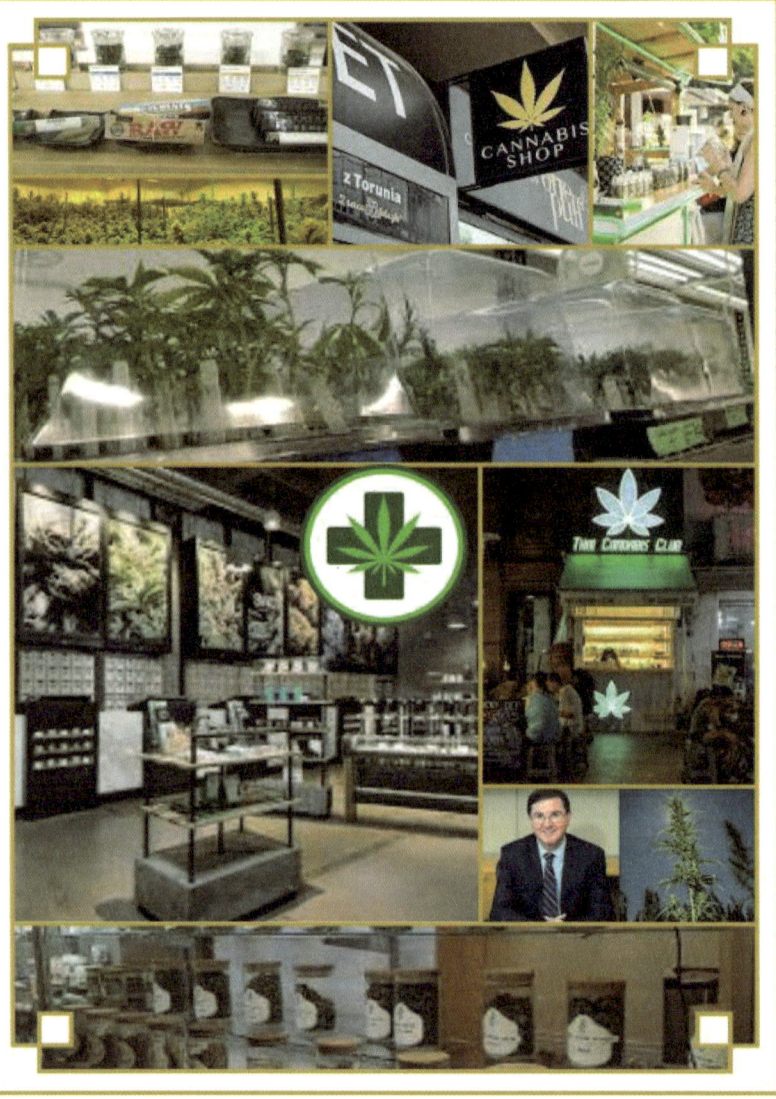

출처: https://www.shutterstock.com/ko

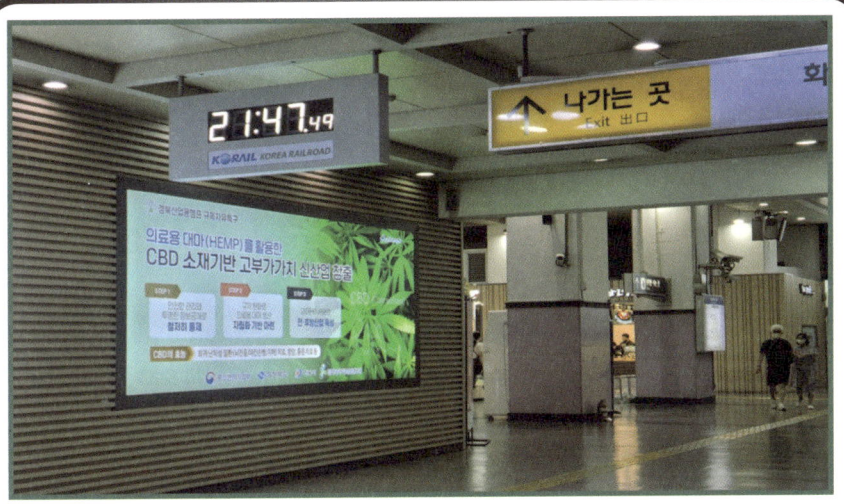
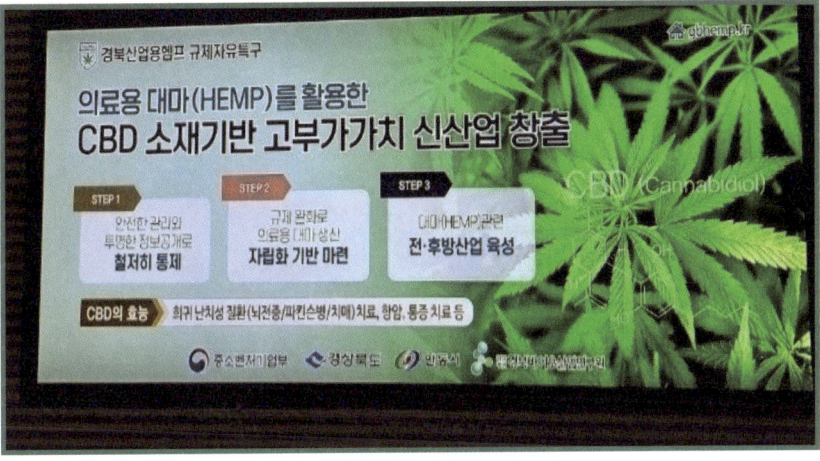

20. 나라별 대마 사용사례

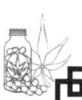

의료용 대마가 합법화된 국가들의 의료용 대마와 관련한 재배 및 제조, 의약품의 취급 또는 판매 방법 및 환자의 구입절차, 이에 따른 의료보험 급여 정책 및 구입 시 금전 정책, 오남용 우려에 다른 관리 규정 및 부작용에 대한 보고체계 등을 살펴보고, 관리시스템에 효율성과 안전성을 높이기 위해 어떤 제도를 도입하고 규정을 수립하였는지 살펴보면,

먼저 미국 식품의약품(FDA)에서 허가 받은 cannabis 또는 CBD와 같은 cannabis 유래 화합물을 포함하고 있는 의약품으로는 에피디오렉스(Epidiolex), 마리놀(Marinol), 신드로스

(Syndros), 세사미트(Cesamet)가 있으며, 이는 처방에 의해 구매 가능하다.

치료 또는 의학적 용도로는 판매하는 CBD가 온라인 등에서 판매되고 있지만 FDA에서는 안전성과 유 효성을 입증되지 않은 제품으로, 다른 약물과의 상호작용이 있거나 이상 사례가 발생할 수 있음을 공고하고 있다.

FDA에서는 대마 관련 제품을 사용하여 나타나는 환자의 이상 사례 보고를 받고 있으나, 주로 승인된 제품에 대한 이상 사례에 대한 보고이다.

성분명	상품명	효능. 효과(요약)	허가 주요국가
Dronabinol	MARINOL	- 식욕부진을 겪는 에이즈환자 - 항암 치료를 받은 뒤 구역 및 구토 증상을 보이는 환자	미국
Nabilone	CESAMET CANEMES	- 항암 치료를 받은 뒤 구역 및 구토 증상을 보이는 환자	미국, 영국, 독일
THC, CBD	Sativex	- 다발성경화증 환자의 경련 완화제	영국, 프랑스, 독일, 호주
CBD	Epidiolex	- 드라벳증후군(영아기 중근 근간대성 간질) - 레녹스가스토증후군(소아기 간질성 뇌병증)	미국

출처: https://www.google.com/

FDA에 의해 규제되는 의약품의 수입은 일반적인 의약품과 같이 연방 식품, 의약품 및 화장품 법(Federal Food, Drug, and

Cosmetic Act)와 연방식품의약품법의 21장 연방규제코드(Title 21 of Code of Federal Regula tions)의 요건을 준수해야 한다.

연방정부는 대마를 규제약물로 간주하고 있으며, 대마와 대마에 추출된 canabinoids는 관리물질법에 의해 Schedule1로 분류되어 있으나, 1996년 미국 캘리포니아주를 시작으로 현재까지 33개 주와 콜롬비아 특구에서 의료용 대마를 합법화하였다.

연방정부와 주정부의 적법성에 대한 불일치로 인하여 의료용 대마에 대한 급여 보상이 부족하기 때문에 별도의 건강보험을 가지고 있지 않은 경우 치료를 위해 상당한 금액을 지불하게 되었다. 캘리포니아주 지역 캘리포니아에서 대마의 취급 및 승인 절차는 의사가 대마의 의학적 사용이 적절하다고 판단되어 환자에 한해서 사용이 가능하다.

캘리포니아 보건부의 의료용 대마 식별 카드 프로그램(Medical Marijuana Identificati on Card Program, MMICP)은 의료용 대마의 사용을 위한 ID 카드 및 확인 데이터메이스로, 캘리포니아 내에서 의료용 대마의 소지, 재배, 운송, 사용 등에 대한 허가를 확인할 수 있도록 했다.

 의료용 대마를 사용할 수 있는 조건은 캘리포니아주 또는 유효한 주정부의 신분증을 가지고 있어야 하고, 18세 이상 또는 미성년자의 경우 부모 또는 보호자를 동반여야 하며, 주정부의 면허를 가진 의사로부터 심각한 질환 상태로 대마의 의학적 사용으로 이익을 얻을 것이라는 의료용 대마 권고서를 받아야 한다.

 대마의 재배와 제조는 개인이 판매가 아닌 개인 소비를 목적으로 재배할 경우, 라이센스 발급 없이도 6그루까지 재배가 가능하지만 판매는 불법이다.

 또한 학교와 600피트 이내에 위치한 경우 재배 라이센스를 받을 수 없고, 농장규모에 따라 발급 받아야 하는 라이센스가 다르다.

 제조과정은 작물에서 제품으로 만들기 위한 추출 및 농축 과정을 의미하며 그에 대한 라이센스는 두 가지로 나누어진다.

 첫 번째는 비휘발성 용매를 사용해 추출하는 사업자와 부탄, 헥산, 에탄올 등 휘발성 용매를 사용하는 사업자로 나누어지며, 휘발성 용매를 사용하는 추출자는 라이센스 발급이 더 엄격해지며 라이센스의 숫자도 제한된다.

 두 번째는 제조 라이센스를 소지하고 있는 사업자는 판매소에 직접 제품을 보낼 수 있지만, 직접 제품을 납품하는 것이 아니라면 배분 라이센스나 시험 라이센스를 보유한 사업자에게만 납품할 수 있다.

 의료용 대마는 성분에 문제가 없는지를 시험 받아야 하며, 시험 연구소는 표본 채취 방법을 사용해 잔류 용매, 살충제, 화학물질 등의 오염 물질이 포함 되어 있는지를 확인한다.

 그리고 배분사업자는 판매점으로서의 배급을 담당하고 시험이 제대로 진행되었지, 인증을 받았는지를 확인할 의무가 있다.

 의약품의 판매 방법과 구입절차는 대마약국(Dispensary)의 경우 의사에게 처방을 받은 환자에게 의료용 대마를 판매하며, 기호용 대마가 허용된 캘리포니아 주의 겨우 소매판매(Retail) 사업자 역시 라이센스 발급이 가능 하다.

 그리고 판매업자는 사업장을 확보해야 하고 트럭이나 운송수단만을 가지고 대마를 판매하는 행위는 금지되며, 판매점에서 구입한 대마를 다른 사람에게 재 판매하는 행위는 금지된다.

 의료보험 급여 정책 및 구입 시 금전지원 정책은 공적. 사적.

기타 건강보험 제공자 또는 건강관리서비스 플랜이 대마의 의약적 사용에 대한 상환 청구에 대한 책임을 요구하지 않고 있다.

오남용 우려에 따른 사용결과 보고체계는 FDA에서 대마 관련 제품을 사용하여 나타나는 환자의 이상 사례보고를 받고 있으나, 주로 승인된 제품에 대한 이상 사례 보고에 그치고 있다.

캘리포니아 보건부의 「Cannabis Regulations」에서는 각 면허 소지자에 대해 표준 업무 절차, 상업적 대마초 사용에 관한 다른 면허 소지자와의 계약, 재무 기록 등에 대해 7년 간 기록을 유지해야 함을 규정하고 있다.

또한 추적 관리 시스템 (Track-and-Trade system)을 운영하여 제조 재료의 수령 . 제조사로부터 제조용 대마초 제품의 이전 또는 수령, 대마 초 또는 대마초 제품의 처분에 대한 모든 기록, 관련 제품 연구 개발 . 유통 업체를 통한 이동 등을 시스템에 기록해야 한다.

영국 의료용 대마 관리는 2018년 11월 1일부터 희귀하고 심한 간질을 가진 어린이와 성인, 화학 요법으로 인한 구토 나 메스꺼움이 심한 암 환 자 등 다른 치료법이 적합하지 않거나 도움이 되지 않는 경우에 한해 의료용 대마를 처방받을 수 있게 했다.

취급 승인 및 수입 세부 절차는 의료용 대마의 사용은 희귀 간질 질환을 갖고 있는 소아, 다발성 경화증 관련 경련을 가지고 있고 이에 대한 다른 치료가 도움이 되지 않는 경우, 화학 요법으로 인한 치료되지 않는 구토, 통증이 있는 경우에 사용이 가능하다.

대마 또는 cannabinoid를 함유하고 있는 제품을 유럽이나 미국 등 기타 지역에서 수입하려면 'Home Office controlled drug import licence'가 있어야 한다.

의약품 취급 방법 및 환자의 구입 절차는 온라인으로 구매 가능한 대마 기반 제품들의 경우 품질과 조성이 알려지지 않았으며, 불법이고 잠재적 위험성을 가지고 있다.

이는 CBD 오일이나 대마 오일과 같은 일부 의료용 대마는 식품 보조제로 합법적으로 구매할 수 있으나 이 경우 품질, 건강상의 이익을 보장할 수는 없다.

처방전을 가진 환자에게만 판매 가능하며, 일반의(General Physician)는 처방할 수 없고, 전문의만 처방이 가능하다.

처방이 가능한 경우는 Epidiolex는 현재 허가 진행 중에 있고, Nabilone은 화학 요법 사용 환자의 구토와 통증을 완화시키는 약물로 다른 치료법이 도움이 되지 않았거나 부적절한 경우에만 사용이 가능하다.

그리고 Nabiximols (Sativex)의 경우 다른 치료법으로 좋아지지 않는 다발성 경화증 관련 근육 경련을 가진 환자들을 위해 허가 되었으나, 국립 보건의료 연구소 (National Institute for Health and Care Excellence, 이하 NICE)는 Sativex가 비용 효과성이 떨어져 처방을 추천하지 않고 있다.

의료보험 급여정책 및 구입 시 금전 지원 정책은 의료용 대마에 대한 급여는 아직 정해지지 않았으며, 2019년 말 NICE에서 의료용 대마에 대한 가이드라인을 발표할 예정이다.

오남용 우려에 따른 사용 결과보고 체계는 의료용 대마초에 의한 이상 사례 발생시 Yellow Card Scheme을 통해 신고할 수 있게 되어 있다.

2014년 프랑스 보건부가 대마 기반 의약품인 사티벡스(Sativex)의 사용을 허용하도록 프랑스 공중 보건법을 개정한바 있다.

2018년 9월 국립의약품안전청(ANSM)에서 발족한 임시전문과학위원회(CSST)는 대마의 치료 목적 사용을 승인하는 것이 적합하다고 발표했다.

CSST에서 권고한 의료용 대마의 사용이 가능한 질환은 다음과 같다.

만성 통증, 중증 및 약물 내성 간질의 일부와 종양 치료를 받는 경우 그리고 다발성 경화증 환자의 통증이 있는 경련 등이고, 의약품 취급 방법 및 환자의 구입 절차로는 의료용 대마를 사용하기 위해 의사의 처방 전 국립의약품안전청(ANSM)에서 의료용 대마를 추천해야 한다.

의료보험 급여 정책 및 구입시 금전지원 정책으로는 국민건강보험 (National Health Insurance)에서 의료용 대마를 구매하는 경우 비용의 일부를 부담하고 있고, Sativex. Marinol, Epidiolex의 3가지 허용되고 있는 의약품 중 Sativex는 의견 차이로 판매하지 않고 있으며, Marinol과 Epidiolex는 대체할 수 있는 의약품이 없을 경우에 안전성이 확보 되어야만 지원하고 있다.

오남용 우려에 따른 사용결과 보고체계 및 평가를 살펴보면 CSST에서는 의료용 대마의 위험 대비 이익을 평가할 수 있도록 환자 감시 체제를 이행할 것을 권고하고 있다.

약물감시(pharmacovigilance), 중독감시(addictovigilance) 네트워크를 통해 의료목적의 대마의 사용에 따라 발생하는 이상 사례를 정기적으로 감시 하도록 하고 있다.

독일지역은 2011년부터 연방의약품. 의료기기연구소(BfArM)가 임상 검사 및 면허에 따라 제조한 의료목적으로 가공한 대마(성분 함유 의료용 제품 포함)를 약국 및 일반의에게 독점적으로 공급하고 중증환자들에게는 특별히 허가를 내주었다.

2017년 3월 「Cannabis als Medizin」 법이 시행됨에 따라 의료목적의 대마의 사용이 합법화되었고, 대마를 포함한 대마 성분의 의약품 처방과 국내 생산 및 수입을 규제하게 되었다.

취급 승인과 관련해서는 2017년 3월 10일 의사는 중증환자를 위해 대마성분이 함유된 의약품을 처빙할 수 있게 되었다.

통상적인 치료 또는 의약품을 사용할 수 없는 상황 또는 예상되는 부작용 그리고 환자의 상태를 고려하여 의사의 합리적인 진단에 따라 사용할 수 있다.

'중증'으로 평가되는 병명은 명시되어 있지는 않으나, 생명을 위협받거나 질병으로 인해 장기적 또는 영구적으로 삶의 질에 영향을 미치는 경우를 '중증'으로 간주하고 있다.

연방의약품. 의료기기연구소(BfArM) 에서는 통증, ADHD. 경련, 우울증, 식욕 부진, 간질, 기타 정신 질환 등에 대마 치료를 권고하고 있다.

의약품 취급 방법 및 환자의 구입절차로는 대마 성분이 함유된 의약품 처방을 받기 위해서는 건강 보험 기금에서 승인을 얻어야 한다.

통상적으로 사용되는 치료법을 사용할 수 없는 상황이거나, 예상되는 부작용 그리고 환자의 질병 상태를 고려해서 심각한 질병임을 문서로 증명하여 신청서를 작성해야 한다.

신청에 대해서 건강보험기금은 신청서 수령 후 3주 이내에 이에 대한 결정을 내려야 하며, 예외적인 정당한 사유가 있는 경우 건강보험기금은 허가를 거부할 수 있다.

더불어 의료용 대마를 처방한 의사는 건강보험기금의 승인을 받아 치료 시작한지 1년이 경과한 경우 또는 1년 이내에 치료가 완료된 경우 환자의 데이터를 익명으로 기재하여 연방의약품. 의료기기연구소(BfArM)에 제출해야 하며, 정보 제공에 대해 환자에게 알려야 한다.

의료보험 급여정책 및 구입 시 금전지원 정책으로는 의사의 진단을 통한 중증 환자의 치료를 위해 처방한 대마 성분을 함유한 의약품은 건강 보험을 적용 받을 수 있다.

오남용과 이상 사례에 대한 보고체계 및 평가를 살펴보면, 대마성분이 함유된 의약품 복용으로 인한 이상사례 발생 시 연방의약품. 의료기기연구소(BfArM)에 해당 내용에 대한 보고서를 제출 하도록 되어있다.

캐나다에서는 대마 성분이 함유된 의약품 사용이 증가하고 있으며, 캐나다보건부(Health Canada)는 의료 목적의 대마사용 등록제(ACMPR)에 등록된 환자수가 2014년 중반 8,000여명에서 2016년 말 13만 명으로 2년 반 동안 약 1.500% 증가했다고 밝혔다.

취급승인 및 수입 세부절차는 의료를 목적으로 대마 생산은 허가 받은 생산자, 개인 생산자 및 지정 생산품이며, 대마는 승인된 치료 제품은 아니며, 화학 치료법으로 인한 심각한 구토, 암환자 및 AIDS 환자의 식욕 과 체중 감소, 그리고 다발성 경화증과 관련된 통증 및 근육 경련, 심한 난치성 암과 관련된 통증, 만성 질환과 관련된 불면증 등에 사용할 수 있다.

 캐나다는「Cannabis for Medical Purposes Regulations」에 의해 허가된 생산자를 통하여 의료 목적으로 한정해 대마를 안전하게 수입 또는 수출할 수 있으며, 대마의 거래를 의학적, 과학적 목적으로 엄격하게 제한하고 있는 국제마약통제협약을 준수하고 있다.

 의약품 취급 방법 및 환자의 구입 절차는 의료인이 환자를 진단한 후에 처방 내용을 대마 성분이 함유된 의약품을 생산하는 기관에 요청하고 환자는 택배를 통해 전달받는 방식으로 이루어진다.

 의료 보험 급여정책 및 구입 시 금전지원 정책을 살펴보면 의료목적으로 구매한 대마 성분이 함유된 의약품은 (ACMPR)에 따라 건강지출계정(HSA) 과 의료지출계정(HCSA)을 통해 환급받을 수 있고, 캐나다의 주요 보험 회사 중 하나인 선라이프보험(Sun Life Assurance)은 암 그리고 다발성 경화증, 류마티스 관절염, AIDS 등의 병에 대한 치료를 받고 있는 환자의 의료용 대마사용을 관리하고 있으며, 의료용을 목적으로 한 대마사용과 관련하여 이상 사례 발생 시 Canada Vigilance Program에 보고할 수 있다.

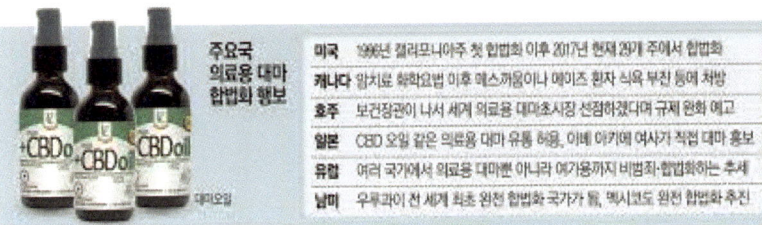

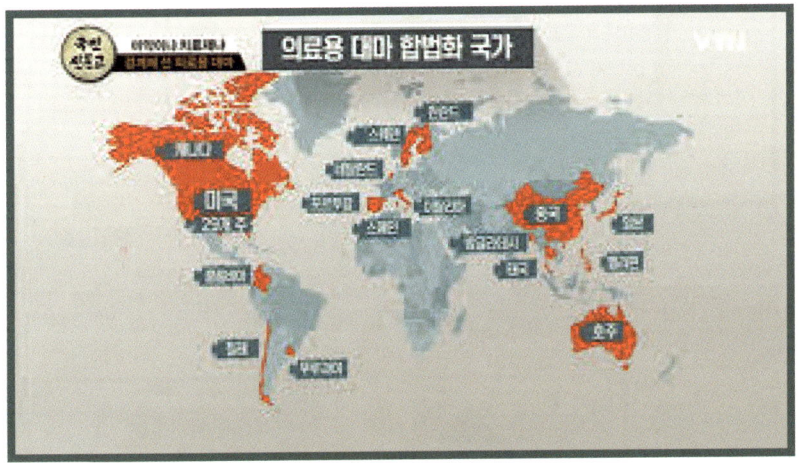

출처: http://www.joongboonews.com/

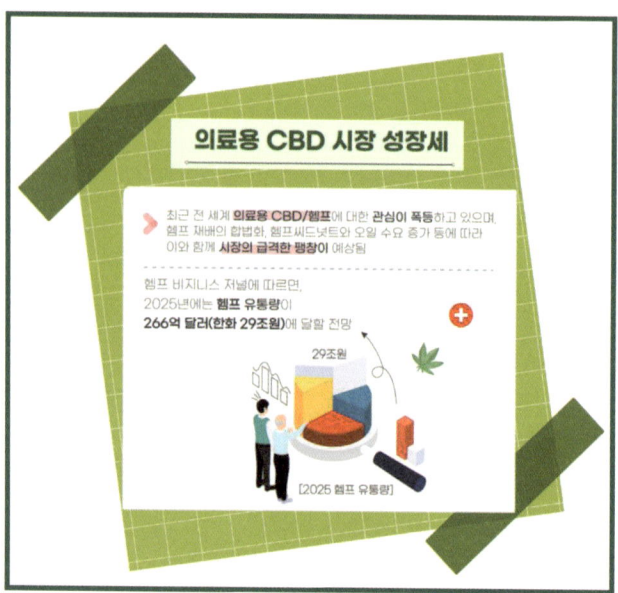

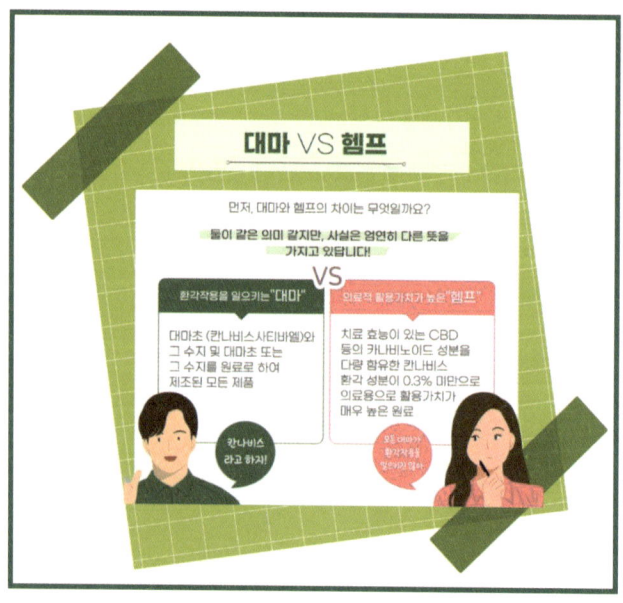

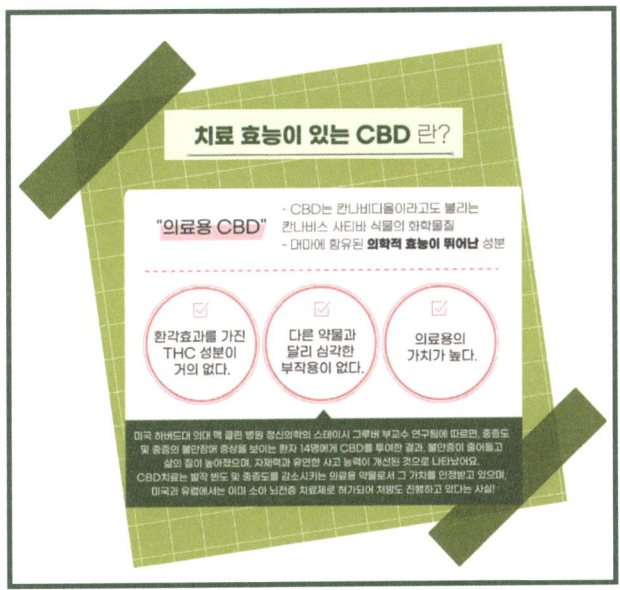

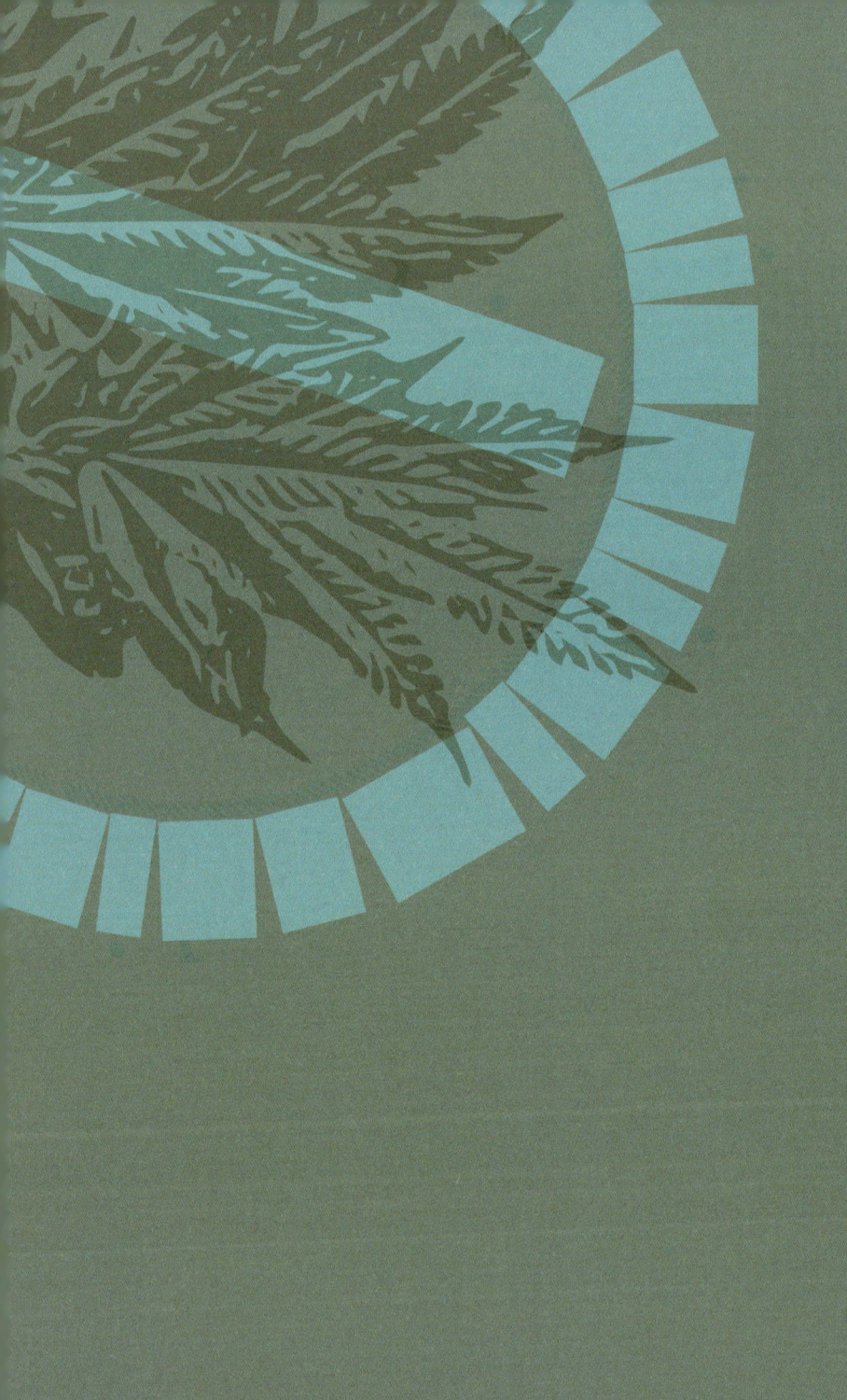

Extra.
의료용 대마에 대한 모든 것, Q&A

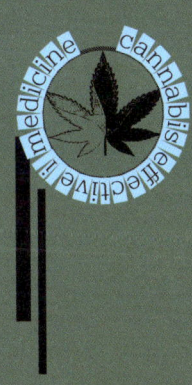

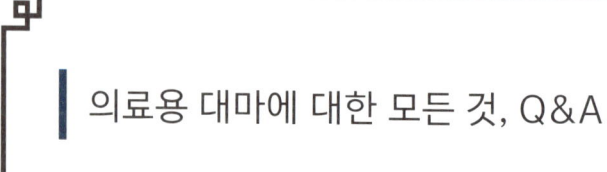

의료용 대마에 대한 모든 것, Q&A

Q.대마와 마리화나는 서로 다른 것인가?

A. 대마와 마리화나는 두 종류의 식물이라는 것은 흔한 오해이다.

사실, 대마와 마리화나는 구별되지 않은 종이다.

그 두가지 식물 모두 Cannabaceae 계통의 꽃 식물의 일종이 대마초의 두 가지 다른 이름이다. 과학적으로 "대마"와 "마리화나"를 구별하지는 않지만 법은 다르게 이야기한다.

법적으로 이 둘의 주요 차이점은 THC함량이다.

앞서 기술한 바와 같이 THC는 대마초에서 발견되는 많은 칸나비노이드 또는 화학 물질 중 하나이다.

대마초와 관련된 "환각"을 일으키는 문제를 가지고 있다고 알려져 있다.

Q. 그렇다면 의료용을 대마를 정하는 기준은?

A. "대마"라는 용어는 건주 중량 기준으로 THC함량이 0.3% 이하인 대마초를 의미한다.

0.3%의 이유는 1979년 "The Species Problem in Cannabis: Science & Semantics"라는 책에서 처음 제안되었다.

이 책의 저자 Ernest Small은 대마와 대마초 사이에 실제 분류학적 차이가 없기 때문에 구분하기 어렵다는 사실을 언급하고는 가능한 해결책으로 0.3%의 규칙을 제안했지만, 그것은 저자의 임의의 숫자임을 나중에 인정했다.

이 숫자는 2018년 농업법 및 미국의 기타 법률에 명시된 대로 대마의 법적 정의에 사용되었다. 이렇게 하여 제시된 THC 수치가 너무 낮기 때문에 환각 증상이 나타날 수 있는 기준과는 거리가 멀다.

이와 같은 기준으로 THC함량 0.3%미만을 대마라 하고 그 이상을 마리화나로 규정한다.

Q. 합법화된 대마의 성분은 CBD인가?

A. Cannabidiol(CBD)은 대마가 미연방에서 합법화된 이후 점점 인기를 얻고 있는 칸 나비 노이드이다.

CBD는 대마에서 추출되고 THC가 0.3%미만인 경우에 합법적이다.

많은 사람이 CBD제품을 사용하는데 이에 수많은 건강상의 이점은 논할 필요가 없을 것이다.

Q. 대마가 가진 CBD의 의료적인 효과는 위험하지 않은가?

A Cannabidiol(CBD)의 의학적 치유에 대한 능이 점차 인식됨에 따라, 대마초 생산 붐이 일어나고 있다.

최소 50개의 증상이 CBD에 의해 개선되는 것으로 여겨지는데, 이에는 통증, 발작, 근경련, 항암 화학요법에 의해 나타나는 메스꺼움, 대장염 및 염증성 장질환과 같은 소화 장애, 근육 긴장 이상, 다발성 경련, 파킨슨병, 기분 장애, 불안, 외상후 스트레스 장애 및 고혈압 등이 있다.

하지만, 과거 수년 전에 미국 10개 주에서 대마초의 성인 사용을 합법화하고, 2018년 농업법(Farm Bill)에서는 작물로서의 산업용 삼을 인정 했음에도 불구하고, 미 식품의약국(FDA)은 최근까지도 CBD를 헤로인과 LSD와 같은 약이 해당되는 가장 위험한 약 분류인 1급 마약(Schedule I)으로 분류했다.

이러한 분류는 전혀 타당성이 없는데, 왜냐하면 CBD은 비정신 활성 물질이기 때문이다.

이는 중독성을 띠지 않고, "취하지" 않으며, 위험한 부작용이 거의 없다. 사실상 미 식품의약국이 CBD을 오랜 기간 동안 비방해 온 데에는 거대 제약 회사들과 있을 수 있는 충돌을 우려한 것이라고 볼 수 있다.

거대 제약 회사들의 위험천만 하면서도 수익성을 나타내는 치료법, 주로 오피오이드(아편양제제) 등이 CBD 사용으로 광범위한 손해를 입게 될 수 있기 때문이다.

Q. CBD 오일은 안전한가?

A. Cannabidiol(CBD)는 대마초 식물에서 추출한 오일이다.

많은 의료적 유용성이 밝혀졌으나 모든 나라에서 합법적이지는 않다. 미국 같은 경우에는 불법으로 취급하는 주도 있다. 2018년 6월 미국 식품 의약청(FDA)은 정제된 형태의 CBD오일인 에피디오렉스(Epidiolex)의 처방으로 두 가지 유형의 뇌전증 치료에 사용하도록 승인했다.

 CBD는 의약품 원료(API)로서 허가됐으며, 의약품 원료로 허가된 CBD가 식품첨가제나 식이 보충제 등으로 사용돼서는 안 된다는 게 FDA의 입장이다. 각 국가마다 CBD 규제에 차이가 존재한다.

 어떤 나라에서는 식품 및 식품첨가제로 사용 가능하다는 명확한 규제와 가이드라인이 있는 반면 어떤 나라는 시판 전 안전성 평가를 요구하는 나라도 있고, 아예 허용하지 않거나 매우 엄격한 규제를 적용하는 나라도 있다.

Q. 우리나라의 현재 대마의 의료적 활용은 어떠한가?

 A. 한국의 경우, '마약류 관리에 관한 법률'에 근거해 대마를 규제하고 있다.

 해당 법률과 하위법에 따르면, 규제 대상 대마는 첫째, 대마초

와 그 수지, 대마초와 그 수지를 원료로 하여 제조된 모든 제품

 둘째, 칸나비놀(Cannabinol), THC, CBD

 셋째, 제하 물질을 함유하는 혼합물질 또는 혼합제제 등으로, 대마초의 종자·뿌리 및 성숙한 대마초의 줄기와 그 제품은 제외하고 있다.

 또 한국은 대마를 공무상 또는 학술연구 또는 한국희귀필수의약품센터에서 수입하는 경우를 제외하고는 대마를 수출입, 제조, 매매하거나 매매를 알선하는 행위를 금지하고 있다.

 다만, 대마씨앗과 대마씨유는 껍질이 완전히 제거된 씨앗에 한해 THC 및 CBD가 일정 기준 이하인 경우에 한해 식품의 원료로 사용이 가능하며, 이 기준이 화장품에도 적용되고 있다.

Q. 우리나라의 현재 대마 산업의 전망은 어떠한가?

 A. 바이오협회에 따르면, 최근 한국 정부와 지자체는 대마의 산업적 활용 가능성을 검토하고 있다. 정부는 환각 물질인 THC 함유량이 0.3% 미만인 대마를 현행 마약류관리법에서 분리해 내는 방식 등으로 규제 완화 방안을 통해 산업화를 구상 중인 것으로 알려졌다.

중소벤처기업부와 경상북도는 2021년 4월 국내 최초로 헴프(HEMP, THC 0.3% 미만의 대마식물로 환각성이 있는 마리화나와 구별돼 비환각성 산업용 소재로 이용)의 산업화 가능성을 검증하는 '산업용 헴프 규제자유특구' 실증에 착수했으며, 농림축산식품부는 최근 산업용 대마 생산 안전관리체계 마련 연구용역을 추진한 것으로 알려졌다.

이에 대해 바이오협회는 전 세계적으로 대마를 활용한 시장이 급속히 커지고 있고, 나라마다 대마 관련 규제가 서로 다르게 정립 중에 있는 상황에서 기업들은 큰 비즈니스 기회로 다가올 수 있는 대마 관련 시장과 규제 환경 변화를 관심 있게 모니터링 하고 있다고 진단했다.

Q 대마의 의료적 효과를 정리해 보면?

A 세계보건기구(WHO)에 따르면 CBD는 남용이나 의존 가능성이 있다는 증거는 없으며 현재까지 심각한 부작용과 관련이 있다는 증거는 없다.

CBD는 간질, 불안, 염증, 불면증 및 통증과 같은 수많은 의학적 상태를 완화하는 것으로 인정되었다. "인정"이 입증되었음을 의미하지는 않는다.

 역사적인 규제 환경으로 인해 이러한 주장을 뒷받침하는 잘 수행된 임상시험은 거의 없다는 점에 주목하면, 이제는 법이 대마와 마리화나를 확실하게 구별하기 때문에 임상연구를 통해 입증하는 것은 그리 어렵지 않은 부분이다.

에필로그:
모든 걸 걷어내고 본질 그 자체에 집중하길...

오랜 세월 많은 환자를 보아온 필자는 그 중 안타깝게 생각한 상당수의 환자 사례가 의학의 도움에도 불구하고 난치성 증상을 보이는 환자들이었다.

그리고 대마학회, 컨퍼런스 사업설명회 등에서 발표되는 연구들과 사례들을 심심치 않게 접하게 될때마다 이전에 치료방법이 없어서 고생하던 환자들의 얼굴이 떠올랐다.

수술 후 알수 없는 어깨통증으로 고생하던 사람, 오전에는 전혀 활동을 못하고 오후 14시 이후 활동이 가능한 심부정맥혈전증을 22년 동안 앓고 있던 사람, 비염이 심해서 30년 넘게 약을 복용하고 늘 만성 두통에 시달리며 감각기관이 둔화되어 매우 위험한 상황에 있던 사람 그 밖에 . 뇌경동맥, 대상포진, C형 감염 심지어 불면증에 시달렸던 사람들이 기능석 대마식품을 접하고 달라진 삶에 대한 이야기들을 들었을 때 내가 안타까워 했었던 환자들의 삶이 떠올랐다.

이는 지금과 같이 극히 소극적이고 제한적인 방법으로 아주 일부분의 성분이나 의료적으로 제한된 환자들에게만 적용할 것이 아니라는 것을 아주 면밀히 보여주는 사례일것이다.

그렇다면 이제 우리가 우리들의 삶의 질을 제고하기 위해 무엇을 해야할까?

사람, 물질, 환경, 상황은 어떤 관점을 가지느냐에 따라서 매우 상반된 결과를 만들어낸다.

대마도 마찬가지이지 않을까 생각한다. 우리가 부정적으로 위험하다고 생각을 한다면 끝이 없다.

대마에 대한 올바른 인식을 형성하고 이를 바람직하게 사용할 수 있도록 사람과 사람, 기관, 사회질서에 대한 본질을 잘 꿰뚫어야 할 때이다.

 대마의 치료적 의미는 각계에서 속속히 입증하고 있는 바이고 산업의 시장역시 무궁무진하다. 결국 우리의 삶의 질에서 가장 중심적인 역할을 하는 건강과 경제라는 두 골격에 치밀한 밀도를 구성할 수 있는 하나의 획기적인 산물이라고 볼 수있다.

 그리한다면 우리는 자연이라는 신이 내린 축복을 누리며 행복한 삶을 영위할 수 있지 않겠는가

참고문헌

〈국내 힘프산업의 현황과 발전방안 세미나〉, 2009, 한중대학교
〈담배의 사회문화사〉, 강준만, 2011, 인물과사상사:
〈대마와 대마초〉, 노의현, 2021, 소동.
〈대마에 대한 법적 규제에 관한 연구〉, 정용범
〈대마, 신이 주신 마지막 선물〉, 이병수, 2011, 동양자연의학연구소
〈대마 재배와 이용〉, 문윤호
〈대마초는 죄가 없다〉. 정현우, 2006, 동방미디어.
〈대마를 위한 변명〉, 유현, 2004, 실천문학사.
〈마약-사용설명서〉, 마이크 해스킨스 지음, 이민아 옮김, 2005, 뿌리와이파리.
〈삼과 사람〉(상.하), 문성호, 2006, 한국학술정보
〈삼베 브랜드산업 타당성 조사 및 기본설계 요익본〉 2007, 동해시.
〈삼척의 삼베문화〉, 이한길, 2010, 삼척시립박물관
〈식품정치〉, 매리언 네슬 지음, 김정희 옮김, 2011, 고려대학교출판부
〈신과 나눈 이야기〉(1.2.3), 닐 도널드 월쉬 지음, 조경숙 옮김, 2011, 아름드리미디어.
〈생태적 경제 기적〉, 프란츠 알트 지음, 박진희 옮김, 2004,양문.
〈안동삼베연구〉, 김명자, 2002, 안동대학교박물관
〈우리나라 대마 재배 및 연구 역사〉, 정병훈, 문윤호
〈의료대마〉, 홍태헌, 혼태호, 2017, 영문
〈의료용 대마(大麻)의 이해 및 법적 규제에 대한 고찰〉,한경선 · 이명종 · 김호준, 2016, 동국대학교, 한방비만학회지
〈욕망하는 식물〉, 마이클 폴란 지음, 이경식 옮김, 2007, 황소자리.
〈위기의 환경〉, 김정욱, 2006, 푸른미디어.
〈우리는 마약을 모른다〉, 오후, 2018, 동아시아.
〈에너지와 기후 변화〉, 최기련, 2018, 자유아카데미.

논문 및자료
〈대마에 대한 법적 규제에 관한 연구〉, 정용범,
〈대마의성질과 그에 관한 현행법상의 규제〉, 이은모
〈우리나라 대마 재배 및 연구 역사〉, 정병훈, 문윤호
〈힘프 재료의 응용〉, 곽영제, 숭실대학교
〈대마 재배와 이용〉, 문윤호
〈웰빙 힘프 특화 산업〉, 2008, 동해시, 한중대학교
〈한국대마산업의 활성화 방안자료〉, 2018, 국회정책토론회
〈의료용 대마 국내 활성화를 위한 사례 기반의 서비스 디자인 연구〉, 조수향, 노만수, 판영환, 2019, SDC Spring Conference Proceedings

〈Hemp: Lifeine to The Future〉, Chris Conrad, 1993, Creative Exprestion.,
〈Hemp: What the World Needs Now〉, John McCabe, 2010, Carmnarnia Book(s7)

〈industrial Hemp〉, John Roulac, 1995, Hemptech,
〈The Emperor Wears No Clothes〉, Jack Herer, 2010, AH HA Publishing.
〈How to Build a Hemp House〉, Klara Marosszeky & Paul Benhaim, 2011, Creativespace Independent Publishing Platform.
〈The Great Book of Hemp〉, Rowan Robinson, 1995, Park Street press.
〈The Hemp Manifesto〉, Rowan Robinson, 1997, Park Street Press.
〈Hemp for Health〉, Chris Conrad, 1997, Healing Arts Press.
〈Mariuana Gold: Trash to Stash〉, Ed Rosenthal, 2002, Quick American Archives,.
〈Cultivation Exceptional Cannabis〉, DJ Short, 2004, Quick American Archives,
〈The Book of Grass: An Anthology on Indian Hemp〉, George Andrews & Simnon Vinkenoog,

 주요기관 & 웹사이트

한국마약퇴치운동본부, 한국섬유기술연구소, 대검찰청
한국마약퇴치운동본부
한국섬유기술연구소
농부심보, 국민대학교 테크노디자인전문대학원 스마트경험디자인학과 농업서비스디자인분과, https://www.nongboomind.com/
경북산업용헴프규제자유특구, http://gbhemp.kr/
세계 보건기구(WHO)
중부뉴스, https://www.google.com/
대한민국의학한림원, https://www.namok.or.kr/webzine/201910/
메디컬타임즈, https://www.medicaltimes.com/Main/
YTN사이언스 유투브, http://science.ytn.co.kr/
https://ko.cannabis-mag.com/

NORM(National Organization for the Marijuana Laws)
The Naked Truth
HIA(Hemp Industrial Association)
EIHA(The European Industrial Hemp Association)
Wikepeadia
42Magazine
CRRH(Campaion for the Restoration & Regulation of Hemp)
Natural News.Com
Marijuana & The Bible-Ethiopian Zion Coptic Church
iMariuana.Com
Vote Hemp

SeedCx ltd.
NDA(National Institue On Drug Abuse
Hemp Business Journal
Medical Hemp Association
National Hemp Association
Hemp Industris(industry's? Industries?) Association
Hemp Industry Daily
The Naked Truth
Recent Trends in Global Production and Utilization of Biofuel
HIA(Hemp Industrial Association.

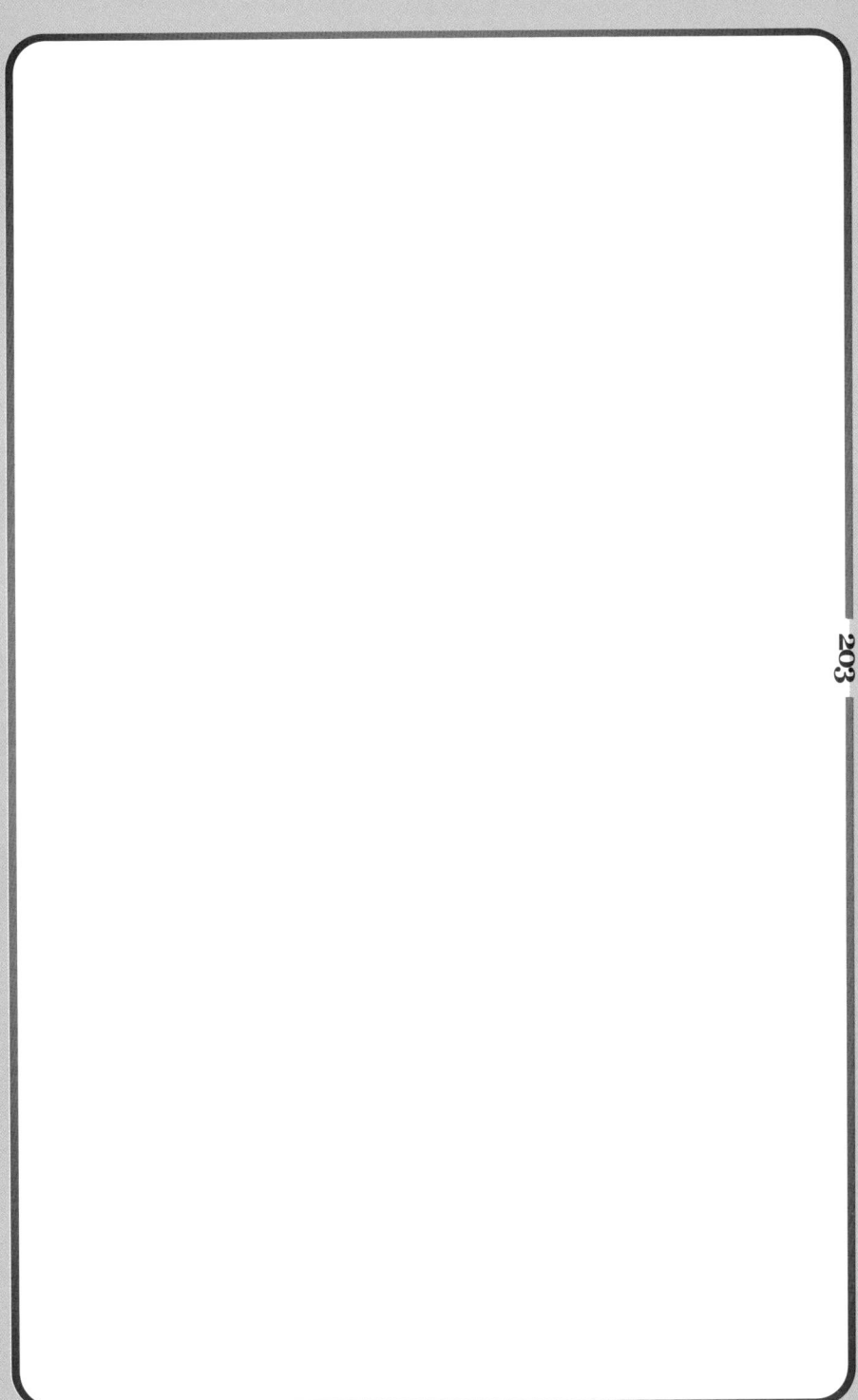